LES TROUBLES PSYCHOPATHIQUES

DE LA MICTION

ESSAI DE PSYCHO-PHYSIOLOGIE NORMALE ET PATHOLOGIQUE

PAR

LE Dr JULES JANET

ANCIEN INTERNE EN MÉDECINE ET EN CHIRURGIE DES HOPITAUX DE PARIS
LICENCIÉ ÈS-SCIENCES NATURELLES
MÉDAILLE DE BRONZE DE L'ASSISTANCE PUBLIQUE
MEMBRE DE LA SOCIÉTÉ DE PSYCHOLOGIE PHYSIOLOGIQUE
MEMBRE DE LA SOCIÉTÉ CLINIQUE DE PARIS

PARIS
LIBRAIRIE LEFRANÇOIS
9, RUE CASIMIR-DELAVIGNE, 9

1890

ANGERS, IMP. BURDIN ET Cie, RUE GARNIER, 4

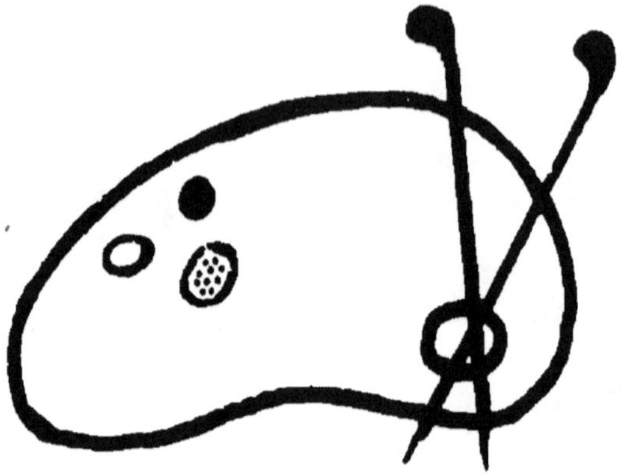

Début d'une série de documents
en couleur

LES TROUBLES PSYCHOPATHIQUES DE LA MICTION

ANGERS, IMP. BURDIN ET Cie, RUE GARNIER, 4

LES

TROUBLES PSYCHOPATHIQUES

DE LA MICTION

ESSAI DE PSYCHO-PHYSIOLOGIE NORMALE ET PATHOLOGIQUE

PAR

LE Dr JULES JANET

ANCIEN INTERNE EN MÉDECINE ET EN CHIRURGIE DES HOPITAUX DE PARIS
LICENCIÉ ÈS-SCIENCES NATURELLES
MÉDAILLE DE BRONZE DE L'ASSISTANCE PUBLIQUE
MEMBRE DE LA SOCIÉTÉ DE PSYCHOLOGIE PHYSIOLOGIQUE
MEMBRE DE LA SOCIÉTÉ CLINIQUE DE PARIS

PARIS
LIBRAIRIE LEFRANÇOIS
9, RUE CASIMIR-DELAVIGNE, 9

1890

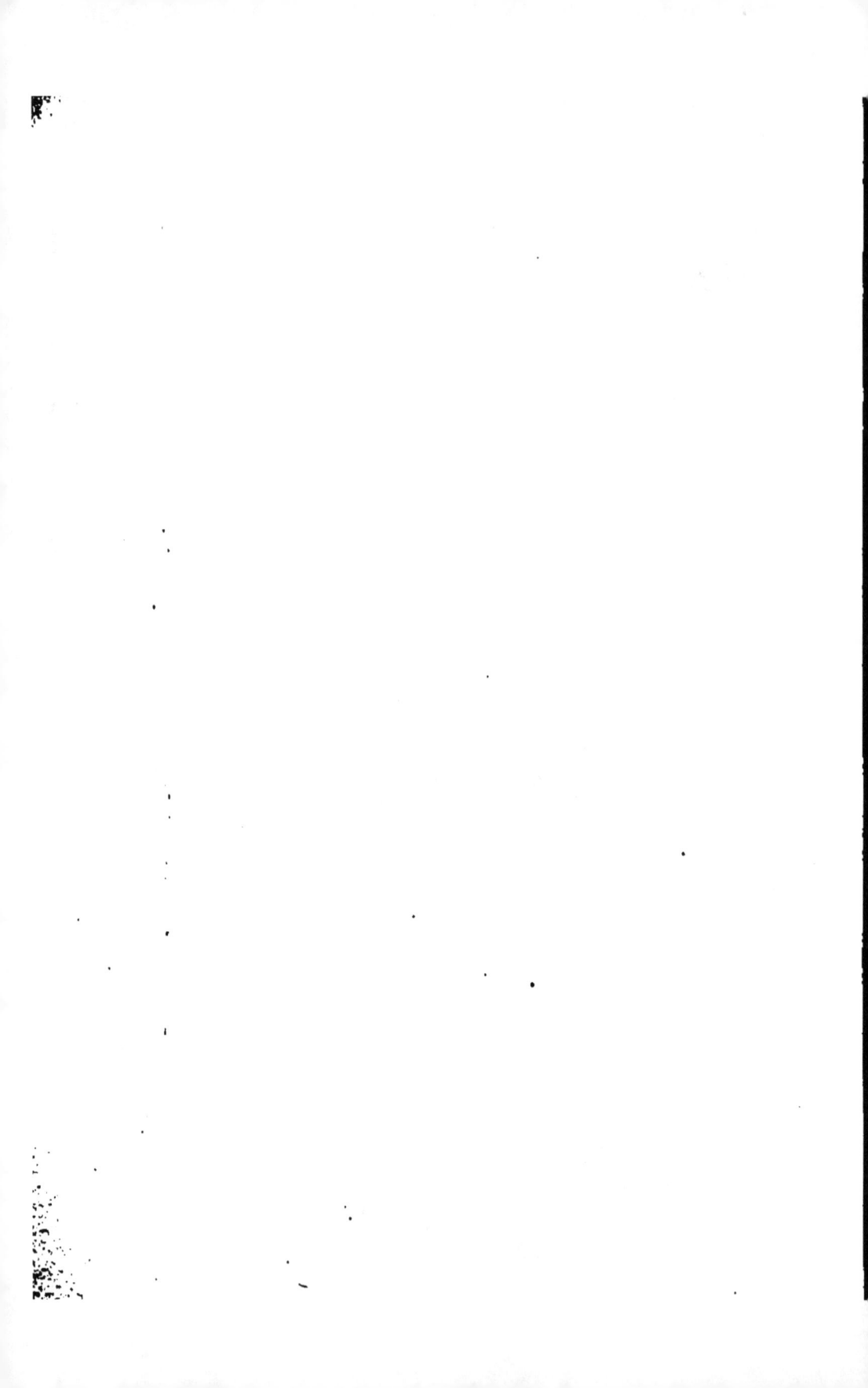

LES TROUBLES PSYCHOPATHIQUES

DE LA MICTION

INTRODUCTION

M. le professeur Guyon a donné le nom très heureux de *faux urinaires* à toute une classe de malades qui s'adressent journellement à lui, pour se plaindre de troubles variés de la miction que rien dans l'état local de l'urèthre et de la vessie ne peut justifier.

La cause de ces troubles est en effet éloignée; elle est constituée par des lésions ou par un fonctionnement anormal du système nerveux central.

Ces faux urinaires n'ont entre eux que ce caractère de commun; à tous les autres points de vue, ils diffèrent considérablement les uns des autres et méritent d'être classés en trois grands groupes bien distincts :

1° Les névropathes urinaires à lésions nerveuses;

2° Les névropathes urinaires hystériques et épileptiques ;

3° Les psychopathes urinaires.

Le premier groupe, celui des névropathes urinaires à lésions nerveuses, comprend un nombre considérable de malades qui, par suite de lésions diverses de leur moelle ou de leur cerveau, présentent des troubles variés de la miction : ce sont des ataxiques, des myélitiques, des paralytiques généraux. Ce groupe a été l'objet de travaux très nombreux que nous rappellerons dans notre chapitre de diagnostic ; notre ancien collègue Geffrier l'a, on ne peut mieux, décrit dans sa remarquable thèse inaugurale (1), faite sous l'inspiration de notre maître commun, M. le professeur Guyon.

Le second groupe, celui des hystériques et des épileptiques à troubles urinaires, est beaucoup moins connu. Nous ne croyons pas qu'il ait été fait sur ce sujet une étude d'ensemble complète. Ces malades ont été très bien analysés au point de vue symptomatique dans tous les ouvrages qui traitent de la miction et des affections névropathiques ; mais la pathogénie de leurs accidents reste encore obscure, comme celle de toutes les hystéries viscérales.

Nous comptons plus tard nous attacher spécialement à ce sujet.

Le troisième groupe comprend des malades bien différents de ceux qui constituent les deux classes précédentes. D'une manière générale, ils doivent être rangés

1. Geffrier, *Des troubles de la miction dans les maladies du système nerveux*, Th. Paris, 1884.

parmi les hypochondriaques. Et, en effet, ce sont eux qui causent de toutes pièces leurs accidents mictionnels par une concentration volontaire et perpétuelle de leur attention sur leur vessie et leur urèthre. Nous proposons d'appeler les troubles qu'ils présentent : *Troubles psychopathiques de la miction*, pour bien spécifier l'influence énorme du moral dans la genèse de ces accidents. Ce nom de *psychopathes* les distingue utilement des névropathes proprement dits qui constituent les deux autres classes.

Ce troisième groupe nous a semblé peu ou mal connu. Beaucoup d'auteurs, que nous aurons l'occasion de citer plus loin, ont bien, çà et là, écrit quelques pages sur ces malades; un ouvrage même assez important a été publié par Ultzmann (1) sur ce sujet; mais nous n'avons trouvé nulle part une vue d'ensemble permettant de rattacher entre eux les troubles si variés qu'ils présentent et élucidant leur pathogénie.

M. le professeur Guyon, lui-même, bien qu'il connaisse depuis longtemps ces malades, ne leur a consacré que quelques courtes mentions dans ses œuvres. Il nous a engagé à poursuivre leur étude, et c'est riche de ses conseils et de son enseignement de chaque jour que nous l'avons abordée. Qu'il nous soit permis de lui témoigner ici notre profonde reconnaissance.

Dans la première partie de ce travail, nous décrirons la psycho-physiologie de la miction, en insistant surtout sur ses anomalies.

Dans la seconde, nous présenterons, en nous appuyant

1. Ultzmann, de Vienne, *Névroses des organes génito-urinaires de l'homme* rad. Picard, Paris, 1883.

sur les notions précédemment acquises, les caractères cliniques des psychopathes urinaires, et nous nous efforcerons de prouver que tous ces malades, quelque variables que soient leurs symptômes, appartiennent à un même groupe naturel. En effet, l'évolution normale de leur affection les fait successivement passer par une triade symptomatique presque constante: 1° incontinence nocturne; 2° pollakiurie psychopathique; 3° hypochondrie urinaire. Nous espérons établir que ces trois genres d'affections, qu'on a eu jusqu'à présent une tendance à étudier isolément, ne constituent en réalité que les trois stades d'une même entité pathologique : *la psychopathie urinaire.*

PREMIÈRE PARTIE

PSYCHO-PHYSIOLOGIE NORMALE ET PATHOLOGIQUE

DE LA MICTION

CHAPITRE PREMIER

DU ROLE DE L'HABITUDE DANS LA MICTION

Toutes nos fonctions physiologiques s'exécutent suivant des lois naturelles auxquelles elles sont forcées d'obéir. Des sensations spéciales, tellement nettes et tellement précises qu'il nous est impossible d'en méconnaître le sens, nous avertissent à tout moment des actes que nous devons accomplir pour assurer le fonctionnement régulier de nos organes.

Parmi ceux-ci, les uns échappent entièrement à notre contrôle : ce sont les organes purement végétatifs, comme l'appareil circulatoire, l'appareil respiratoire ; ils fonctionnent indéfiniment, sans que nous ayons le moins du monde besoin de nous en préoccuper. Les autres, au contraire, sont laissés à notre entière disposition : tels sont nos muscles. Entre ces deux extrêmes, il existe des organes qui exécutent leur fonction en dehors de notre action personnelle, mais qui ont besoin de notre intervention à un moment donné pour entamer un acte ou pour le finir : tel est l'appareil digestif, tel est aussi l'appareil urinaire.

Pour entrer en relation avec nous, pour pouvoir nous avertir du moment où notre intervention leur est indispensable, ils déterminent en nous une sensation spéciale, vague d'abord, mais bientôt impérieuse, qui nous oblige à nous occuper d'eux. Cette sensation particulière a été appelée, en raison même de sa nature, *le besoin*.

La faim nous avertit qu'il est temps de prendre de la nourriture, le besoin d'aller à la selle nous avertit que nous avons des excréments à rejeter, de même, le besoin d'uriner nous avertit que notre vessie refuse d'admettre une plus grande quantité d'urine.

Par cela même que notre libre arbitre intervient dans l'accomplissement de ces fonctions, celles-ci perdent beaucoup de leur précision. Au lieu de manœuvrer mécaniquement comme une horloge, elles peuvent pâtir de notre paresse ou de nos mauvaises habitudes.

Les animaux, en cela bien supérieurs à nous, ne discutent pas leurs besoins et les suivent à la lettre. Une sorte de pressentiment spécial, l'instinct, les avertit avec une précision vraiment étonnante, quelquefois même inexplicable, de tout ce qu'ils doivent faire pour éviter le moindre désordre de leurs organes.

Loin de leur ressembler, nous nous trompons souvent sur nos besoins, nous ne comprenons pas le langage de nos appareils, et fiers du pouvoir que nous avons de leur commander, nous contrarions trop souvent leurs désirs.

Celui que nous troublons le plus dans son fonctionnement régulier par notre intervention intempestive ou notre paresse, c'est certainement notre appareil digestif. Mais nous ne nous comportons pas mieux vis-à-vis de notre appareil urinaire :

ce sont les conséquences de nos mauvaises habitudes de miction que nous tenons à rapporter ici.

M. le professeur Guyon et son élève Duchastelet (1) ont démontré d'une façon surabondante que « la vessie n'a pas de capacité anatomique, qu'elle n'a qu'une capacité physiologique », dépendant de sa résistance à la tension. A un moment donné, très variable suivant les sujets et suivant l'état des parois vésicale et uréthrale, elle se considère comme pleine et elle nous en avertit par la sensation du besoin d'uriner.

Nous devrions suivre immédiatement cette indication et évacuer aussitôt le contenu de notre vessie; mais, en général, nous ne nous comportons pas ainsi : les convenances sociales, les affaires qui nous préoccupent, nos travaux nous empêchent trop souvent de la satisfaire à la première indication qu'elle nous donne.

Elle se lasse un instant de nous avertir, pour revenir à la charge au bout de quelque temps. Trop souvent nous attendons pour lui obéir qu'elle se révolte et qu'elle détermine en nous un besoin vraiment impérieux.

D'autres fois, sans nous préoccuper des indications qu'elle doit nous fournir, nous urinons alors qu'aucune sensation spéciale ne nous y invite. Nous choisissons pour vider notre vessie l'heure qui nous est le plus commode, souvent même, par politesse ou par esprit d'imitation, l'heure qui convient à nos compagnons de route. Qu'il y a loin de toutes ces compromissions à l'observation exacte de nos besoins naturels !

Le résultat de ces errements psycho-physiologiques est de créer en nous des *habitudes urinaires*.

Ces habitudes se produisent avec une facilité d'autant plus grande que l'idée seule de la miction ne tarde pas à déterminer en nous un besoin très réel : nous commandons à notre vessie au lieu de lui obéir.

1. Duchastelet, *Capacité et tension de la vessie*, Paris, 1886.

Les remarquables expériences de Mosso et de Pellacani (1) nous instruisent sur le mécanisme de cette domination que nous pouvons prendre sur notre vessie.

« Une sensation tactile, disent ces auteurs, un bruit insolite, une sensation douloureuse, une émotion quelconque, un travail intellectuel, donnent lieu à une contraction de la vessie. » — « Tout fait psychique, tout travail mental est toujours accompagné d'une contraction de la vessie. »

Les expériences qui les ont conduits à ces résultats ont été faites avec la plus grande précision sur des chiens et sur une femme. Elles montrent que la tension vésicale augmente à la moindre incitation sensorielle ou psychique, mais qu'elle augmente encore plus, quand notre esprit s'attache à des idées se rapportant à la miction. Mosso et Pellacani ont vu dans ce dernier phénomène une influence directe de la volonté sur les fibres de la vessie, et ils ont admis des contractions volontaires de cet organe.

Bien que nous apprécions à leur juste valeur les travaux de ces auteurs, il nous est impossible d'admettre cette dernière interprétation, qui est du reste contraire à tout ce que nous connaissons sur la physiologie des muscles lisses. N'est-il pas plus normal de supposer que la vessie se contracte à l'occasion de l'idée de miction qui surgit dans notre cerveau, mais que notre volonté n'a aucune action directe sur cette contraction. Et, en effet, n'importe quelle idée se rapportant à la miction détermine une contraction vésicale aussi bien qu'un effort de volonté.

Mosso et Pellacani, constatant eux-mêmes que toute excitation physique ou psychique détermine une contraction vésicale, auraient peut-être dû être moins affirmatifs au sujet de l'influence de l'incitation volontaire sur cette contraction, car

1. Mosso et Pellacani, *Sur les fonctions de la vessie*, in *Arch. Ital. de Biologie*, 1882, tome I.

elle agit, somme toute, dans ce cas, au même titre qu'une action psychique quelconque.

C'est cette corrélation intime qui existe entre notre cerveau et notre vessie qui explique la genèse de la plupart de nos habitudes urinaires. Toute idée, consciente ou même inconsciente, se rattachant à la miction, détermine aussitôt une contraction vésicale. Cette contraction nous procure immédiatement la sensation de l'envie d'uriner, et nous satisfaisons cette envie, sans nous douter que nous venons de lui donner naissance.

Le plus souvent, en pareil cas, l'envie d'uriner n'est pas très persistante et la moindre distraction suffit pour la faire disparaître. Mais si notre esprit se fixe obstinément sur l'idée de miction, l'envie d'uriner devient de plus en plus impérieuse et nous force à la satisfaire.

Nous pouvons donc déjà prévoir quelle sera l'influence des préoccupations urinaires sur la fréquence des mictions.

Les idées qui peuvent occasionner chez nous la contraction de la paroi vésicale sont nombreuses : l'idée simple de miction transmise à nous par la parole ou par l'écriture, la vue de quelqu'un qui urine, la vue même d'un urinoir ou d'une table de nuit interviennent comme cause d'excitation pour la vessie.

D'autres idées ne se rattachant qu'indirectement à la miction produisent le même effet, à condition qu'elles s'associent dans notre esprit avec ce phénomène. C'est ainsi que le son *pss, pss*, plusieurs fois répété, suffit à déterminer chez les enfants, et quelquefois même chez des adultes, une envie impérieuse d'uriner.

L'explication de ce phénomène est facile : aussitôt qu'il devient possible d'empêcher l'enfant d'uriner dans ses langes, et dès qu'on s'aperçoit qu'il commence à uriner, on le tient dans une position spéciale, favorable à la miction. D'abord, l'enfant ne comprend rien à ce signe, mais bientôt, comme on le replace dans cette position toutes les fois qu'il urine, il se forme dans son esprit une association naturelle entre cette position particulière et l'idée de miction. Le son *pss, pss*, qu'on lui fait entendre à ce moment, n'a pas d'autre effet que de donner encore plus de ténacité à cette association, en fixant l'attention de l'enfant toujours prêt à se distraire.

Ce son spécial n'agit nullement par la ressemblance qu'il peut présenter avec le bruit que fait l'urine en tombant sur le sol. N'importe quel autre son agirait de même : un sifflement particulier ne remplace-t-il pas, pour les chevaux, le *pss, pss*, qu'on fait entendre aux enfants ?

Ces associations qui s'établissent entre un son spécial suggérant l'idée de miction et la contraction vésicale agissent également chez l'adulte. C'est ainsi qu'il n'est pas rare de voir des sujets avoir envie de pisser dès qu'ils entendent ou qu'ils voient couler de l'eau. Ce fait est très fréquent chez les individus qui vont tirer du vin à la cave, mais ici le cas est plus complexe, car il s'y mêle l'action du froid sur la peau qui a une grande influence sur les contractions de la vessie.

A part ces influences extérieures dont l'importance est relativement minime dans le sujet qui nous occupe, nos habitudes urinaires sont le plus souvent créées par nous de toutes pièces pour notre commodité personnelle.

Nous urinons au moment de nous coucher, quelle que soit l'heure à laquelle nous nous mettons au lit, nous urinons pendant nos sorties, à la fin de nos travaux, et si nos occupations sont régulières, ces habitudes urinaires deviennent définitives.

Nous sommes loin de là à la miction purement physiologique déterminée par la résistance de la vessie à telle ou telle tension.

Ne pourrait-on donc pas dire, pour compléter la pensée de M. le professeur Guyon, que la vessie n'a pas de capacité anatomique, qu'elle n'a qu'une capacité physiologique, mais que, dans bien des cas, nos habitudes urinaires font qu'*elle n'a qu'une capacité psychologique?*

CHAPITRE II

DU ROLE DE L'ATTENTION DANS LA MICTION

§ 1. — De l'attention dans la miction normale.

L'urine se trouve placée entre un muscle lisse, la vessie qui la contient, et un muscle strié, le sphincter de la portion membraneuse de l'urèthre qui l'empêche de s'écouler au dehors. Le phénomène de la miction nécessite donc pour se produire une double action : 1° une action dynamogénique qui fait contracter la paroi musculaire de la vessie ; et 2° une action inhibitive qui relâche le sphincter uréthral.

La première action se produit sous l'influence de la contraction vésicale, dernier terme d'un arc réflexe très compliqué qui peut avoir aussi bien pour point de départ le sens musculaire de la vessie que l'idée cérébrale de miction.

La seconde, au contraire, est purement psychique ; elle nécessite la suspension momentanée de l'action d'un muscle volontaire.

Le meilleur moyen que nous ayons d'obtenir cette paralysie momentanée d'un muscle strié consiste à en détacher le plus complètement possible notre attention. Tout phénomène actif de notre part ne pourrait qu'entraver le relâchement du sphincter uréthral. Il nous faut donc l'oublier pour un moment, le priver même de cette action psychique, presque inconsciente, qui s'ajoute en temps ordinaire à son tonus normal pour maintenir l'urine dans la vessie.

La miction nécessite donc pour s'exécuter une première intervention psychique qui provoque la contraction vésicale et, immédiatement après, une sorte d'oubli complet de la miction qui relâche le sphincter membraneux et permet à la vessie de se vider. Une dernière intervention volontaire se produit à la fin de la miction pour expulser les dernières gouttes d'urine. Ce phénomène, connu sous le nom de *coup de piston*, sera étudié plus loin (1).

C'est le second temps de la miction qui nous occupera seul ici. Il nécessite une distraction momentanée, en général très facile à obtenir, et qui même, la plupart du temps, n'est nullement appréciée par le sujet.

Si ce temps de distraction ne se produit pas, ou est incomplet, la miction devient difficile, quelquefois même impossible. Qui ne s'est aperçu que, plus on est pressé, plus on veut uriner vite, plus aussi le moment d'attente qui précède la miction se prolonge et plus ensuite cette miction est faible et lente à s'achever? Qui n'a observé combien il est difficile d'uriner dans un endroit où la loi et les convenances vous le défendent, à cause de la préoccupation que l'on a, dans ce cas, de terminer rapidement cette miction répréhensible?

Un grand repos musculaire et cérébral est nécessaire à l'accomplissement normal de la miction. Il faut avoir fait des études toutes spéciales dans ce sens pour pouvoir uriner en chemin de fer ou en marchant.

Un attouchement, une parole adressée à un individu qui urine, coupe bien souvent la miction qu'il avait entamée.

Laissons de côté ces troubles passagers de la miction, dus à des conditions accidentelles, pour étudier ceux qui se présentent chez certains individus à l'état chronique et qui constituent chez eux une première tare de psychopathie urinaire.

1. Page 28.

Un premier trouble, très léger il est vrai, mais assez fréquent, se remarque chez les individus qui sentent la nécessité de cette distraction momentanée, qui se rendent compte de cette sorte d'effort négatif qu'ils doivent faire, en détachant complètement leur pensée de leur appareil urinaire.

Ces sujets, pour être plus sûrs d'arriver à ce résultat, se distraient volontairement, en lisant pendant qu'ils urinent. Il semble que certains spécialistes aient eu notion de ce petit phénomène psycho-physiologique en couvrant de leurs réclames l'intérieur des urinoirs.

Ce phénomène, vrai pour la miction isolée, est encore plus frappant dans la miction accompagnée de défécation. Il est très fréquent de rencontrer des individus qui éprouvent un besoin pressant de lire quelque chose en allant à la selle. Ils lisent n'importe quoi, quelques lignes du papier imprimé dont ils s'étaient munis, quoique les déchirures en suppriment tout l'intérêt, la suscription d'une vieille enveloppe, les fragments de prose ou de poésie dont sont souvent ornés les water-closets. Cette lecture ne s'impose pas à eux comme une nécessité, mais elle leur est agréable; ils sont poussés à la faire, sans se rendre compte de l'utilité qu'elle peut avoir pour faciliter la miction ou la défécation.

Un trouble déjà plus considérable se remarque chez les individus qui ont absolument besoin de se distraire pour pouvoir uriner et qui sont dans l'impossibilité absolue d'accomplir la miction dès qu'ils pensent à l'acte qu'ils exécutent.

Un cas bien intéressant, dans cet ordre d'idées, nous a été présenté par un homme, déjà âgé il est vrai, mais que sa prostate n'incommode nullement. Il a observé sur lui-même que, pour pouvoir uriner, il devait obtenir une sorte de vide cérébral, et ne penser, pour ainsi dire, à rien pendant toute la durée de la miction. S'il songe à ce qu'il fait, s'il se regarde uriner, aussitôt la miction s'arrête. Il n'a même pas la ressource que possèdent les sujets dont nous parlions plus haut, qui détachent leur pensée de leur vessie, en songeant à autre chose, car il est très distrait, en homme de science qu'il est, et s'il employait ce procédé, il oublierait bientôt qu'il doit uriner et, se laissant entraîner à ses méditations, il resterait plusieurs minutes dans l'urinoir, sans songer à entamer la miction.

§ 2. — Bégaiement urinaire.

C'est à ce même ordre de faits, mais avec une gravité plus grande, que se rattache ce trouble bizarre si bien étudié par sir James Paget sous le nom de *bégaiement urinaire* (1).

Dans sa forme la plus simple, il consiste dans ce fait que les individus qui sont atteints de cette infirmité ne peuvent uriner quand on les regarde; surtout quand on attend qu'ils aient fini de pisser, pour prendre leur place dans un urinoir.

La plupart des psychopathes urinaires que nous avons observés présentent cette incommodité à un plus ou moins haut degré. Plusieurs d'entre eux ont même, à cause de cette affection, absolument renoncé à uriner en public (Obs. XXXV, page 113.)

M. le professeur Guyon nous a raconté l'histoire d'un malade qui ne pouvait pas uriner dès qu'il soupçonnait, non seulement qu'on pût le voir, mais encore qu'on pût entendre le jet de son urine. Ce malade fut appelé un jour à de hautes fonctions qui l'exposaient à rester plusieurs heures dans un local très mal aménagé au point de vue de la discrétion des water-closets, il se rendit aussitôt chez M. Guyon et lui annonça sa résolution de donner sa démission plutôt que de s'exposer à de dangereuses rétentions d'urine. M. Guyon eut beaucoup de peine à lui faire abandonner ce projet et à le déterminer à surmonter sa timidité vésicale.

Sir James Paget a parfaitement noté les différents degrés

1. Sir James Paget, *Clinical lectures and Essays.*

de cette singulière affection, et l'influence qu'ont sur elle quelques fâcheuses associations d'idées.

« Les sujets, dit-il, qui en sont atteints, pissent normalement aux moments et aux endroits accoutumés, mais quand ils se trouvent avec des étrangers ou dans des endroits associés dans leur esprit avec le bégaiement, ils ne peuvent uriner et sont exposés à la rétention. »

Il cite le cas d'un malade qui « ne sortait jamais avec une personne devant laquelle il avait eu une fois un insuccès urinaire, de peur de le voir reparaître. »

N'est-ce pas exactement ce qui arrive à ces impuissants qui accomplissent normalement le coït avec n'importe quelle femme et qui sont forcés d'y renoncer avec une femme en particulier, quelquefois la leur, à cause d'un premier insuccès qu'ils redoutent de renouveler.

Un autre cas cité par Paget montre bien l'influence néfaste que certaines associations d'idées peuvent avoir sur la miction.

« Un ecclésiastique se sondait toujours avant de monter en chaire, parce qu'une fois un horrible besoin d'uriner l'avait empêché de terminer son sermon. Il était sûr que, s'il n'avait pas la conviction d'avoir la vessie vide, il serait pressé de l'envie d'uriner et qu'il aurait alors une rétention. »

Enfin un dernier fait, du même auteur, montre jusqu'où peut aller le bégaiement urinaire.

« Un autre malade doit avoir recours à toute espèce d'expédients pour accomplir l'association d'idées ou d'actions avec lequelles il réussit le mieux à vider sa vessie. Il faut qu'il monte à sa chambre, qu'il en descende, qu'il se penche ou s'assoie dans certaines positions singulières habituelles, qu'il ait soin de ne diriger son esprit *ni trop ni trop peu* sur ce qu'il a à faire, puis qu'il laisse écouler l'urine en y pensant le moins possible. »

De là à la rétention complète, il n'y a qu'un pas, mais ce pas est difficile à franchir. Il est extrêmement rare d'observer une rétention d'urine absolue que l'on puisse uniquement rattacher au bégaiement urinaire.

Néanmoins il ne faudrait pas nier la possibilité d'un pareil accident.

§ 3. — Rétention complète d'origine psychique.

La rétention dans le bégaiement urinaire est momentanée, parce qu'elle est liée à des causes extérieures elles-mêmes momentanées et peu durables, comme la présence d'un étranger pressé de remplacer le patient dans un urinoir ; mais elle deviendra persistante le jour où le malade portera continuellement en lui la cause de son affection, le jour où il se gênera lui-même en se regardant pisser, le jour où il se servira à lui-même d'étranger assistant à sa miction, aussi bien que l'impuissant arrivera à ne jamais pouvoir exécuter le coït, le jour où il doutera de lui devant toutes les femmes.

Cette forme de rétention, nous le répétons, est rare, bien plus rare que l'impuissance psychique à laquelle nous la comparons.

En général, la rétention complète d'origine psychique a besoin pour se produire d'une cause occasionnelle, ou de quelque accident qui affaiblisse encore la contractilité vésicale : c'est ainsi qu'agissent la rétention volontaire et les traumatismes.

A. — Rôle de la rétention volontaire prolongée.

La rétention volontaire prolongée a pour effet en distendant outre mesure la vessie de lui faire perdre une partie de son tonus naturel.

« Malheureusement, dit Thompson (1), il ne faut qu'une fois pour vaincre la force du ressort vésical, et le collapsus consécutif devient promptement irrémédiable, si le médecin n'en saisit pas à temps le véritable caractère. »

M. le professeur Guyon nous a cité le cas d'une jeune fille qui, pour se singulariser, pour obéir le moins possible aux vulgaires exigences de la nature, avait réduit à deux le nombre de ses mictions quotidiennes. Elle arriva au bout de quelque temps à la rétention complète, et il fallut la sonder.

L'observation suivante, très intéressante du reste à beaucoup d'autres points de vue, présente un type de ce genre de rétention dont le développement a encore été facilité par l'état hystérique du sujet. Le malade qui en fait l'objet nous a été adressé par notre excellent ami Poulailon, interne des hôpitaux, à qui nous devons la plus grande partie de cette observation.

OBSERVATION I

(Recueillie par notre excellent ami Poulailon, interne des hôpitaux, et nous.)

Accès de rétention d'urine chez un homme hystérique, psychopathe urinaire.

Père... 78 ans Attaque de manie aiguë à 45 ans ; Dément depuis 70 ans.	6 Oncles paternels 1° hypocondriaque. 2° ....., 80 ans, bizarre. Fils hystéro-épileptique... 40 ans. 3° Incontinent diurne et nocturne depuis son enfance jusqu'à 75 ans ?	Mère Rien.

D..., Hystérique. Psychopathe urinaire.	Frère jumeau... 42 ans bien portant	Sœur + à 29 ans hystérique.	2 frères morts jeunes, convulsions.

D..., 42 ans, journalier, a uriné au lit jusqu'à 11 ans. A partir de cette époque jusqu'à 18 ans, il ne pissait plus au lit, mais à condition de se faire réveiller deux à trois fois toutes les nuits.

1. Thompson, *Maladies des voies urinaires*, 1889, trad. Jamin, p. 520.

Jusqu'à 18 ans, il a toujours été pollakiurique : il pissait en moyenne vingt fois par jour.

A partir de 18 ans, tout semble rentrer dans l'ordre. La pollakiurie cesse : le malade ne pisse plus que cinq fois par jour. Il n'urine plus au lit la nuit. Néanmoins, de temps en temps, trois à quatre fois par an, sans cause bien nette, il mouille encore ses draps.

Depuis 7 à 8 ans, il est forcé de se lever une fois par nuit pour uriner. De tout temps, ses envies d'uriner ont été impérieuses.

Quand il entra au régiment, à 20 ans, il se portait très bien et ne présentait plus rien d'anormal du côté de ses voies urinaires. — Il n'avait pas encore eu la chaudepisse.

A 21 ans, à la suite d'un bon dîner pendant lequel il s'était retenu d'aller uriner, il fut pris subitement de rétention complète. Cet accident se prolongea pendant six mois. Il est vrai de dire que le traitement auquel on le soumit n'était pas fait pour donner beaucoup de tonicité à à sa vessie : on ne le sondait qu'une fois par jour, et même, comme chaque cathétérisme lui procurait une température de 40°, on se contenta de le sonder tous les deux jours, pour lui assurer un jour d'apyrexie sur deux.

Au bout de six mois, il était complètement guéri ; mais, à 22 ans, il fut pris d'une seconde attaque de rétention qui dura deux mois.

A 24 ans, il contracta sa première chaudepisse qui dura six mois et garda la goutte militaire pendant huit ans. Entre temps, il fut pris d'une poussée de cystite blennorrhagique très intense.

Depuis l'âge de 35 ans, il est absolument débarrassé de ses accidents urinaires. Il ne pisse que quatre à cinq fois par jour et une fois la nuit. Il a conservé néanmoins une grande timidité vésicale.

Ses urines sont claires, quelquefois chargées de mucus et de phosphates.

L'examen direct nous montre que l'urèthre est libre, mais que la portion membraneuse est d'une grande sensibilité et se contracte fortement devant l'explorateur. La vessie, la prostate et les reins sont dans un état normal.

Depuis son enfance, ce malade a toujours été très irritable. Il a éprouvé vers l'âge de 34 ans la sensation de la boule hystérique, mais ce n'est qu'à 38 ans que son état hystérique se manifesta nettement.

A 38 ans, un matin, en se levant, il s'aperçut qu'il était paralysé du côté droit et aphasique. Le facial supérieur était pris. L'anesthésie sensitivo-sensorielle du côté droit était complète. Au bout de six mois, la sensibilité et le mouvement revinrent peu à peu et se rétablirent complètement.

A 39 ans, deuxième attaque absolument semblable à la première. Elle ne dura que trois mois.

A 40 ans, troisième attaque.

A 42 ans (le 10 octobre dernier), quatrième attaque. Anesthésie sensitivo-sensorielle droite complète s'étendant à la conjonctive et au pharynx. Ouïe presque nulle à droite. Diminution de l'acuité visuelle de l'œil droit. Rétrécissement concentrique considérable du champ visuel de cet œil.

Achromatopsie complète à droite.

La paralysie s'étend à tout le côté droit (y compris le facial supérieur). Le bras présente le phénomène de la catalepsie à l'état de veille.

Les réflexes sont normaux.

Les pupilles sont normales.

Le malade est hypnotisable.

Cette attaque de paralysie se dissipe assez rapidement. Le mouvement et la sensibilité reviennent d'abord à la jambe, puis au bras. Le 25 novembre, le malade n'a plus qu'une légère parésie du bras droit.

Ce malade, quoique hystérique, est un type du psychopathe urinaire. Nous aurons à revenir plus tard sur les autres caractères qu'il présente, nous insistons surtout ici sur le rôle de la rétention volontaire prolongée qui détermina chez lui le premier accès de rétention.

B. — Rôle des traumatismes accidentels ou chirurgicaux.

Il n'est pas rare de rencontrer des individus, surtout des femmes, qui, à la suite d'un traumatisme quelconque, sont pris instantanément de rétention d'urine. Le même accident se produit souvent à la suite d'une opération chirurgicale.

Plusieurs cas de ce genre ont été cités par MM. Guyon (1), Barbière (2), Vincent (3) et Boursier (4).

1. Guyon, *Leçons cliniques sur les maladies des voies urinaires*, 2e édition, Paris, 1885, p. 72.
2. Barbière, *Rétentions d'urine post-traumatiques*, Bordeaux, 1886.
3. Vincent, *id.*, *id.*, J. méd. de Bordeaux, 1886-7, p. 89.
4. Boursier, *id.*, *id.*, 1885-6, p. 515.

Ces auteurs ont été amenés à la même solution qui se trouve bien résumée dans le travail de M. Boursier :

1° Le traumatisme accidentel ou chirurgical porte sur une région voisine de l'urèthre (amputation du col de l'utérus, opération de hernie, opérations vaginales ou anales).

Dans ce cas, la rétention d'urine peut s'expliquer de deux façons : soit par le gonflement œdémateux ou inflammatoire de la région traumatisée, soit par un réflexe ayant pour point de départ cette même région et pour point central le centre sphinctérien de Kupressow (1).

2° Le traumatisme porte sur une région très éloignée de l'urèthre et qui n'a aucune relation réflexe avec lui.

M. Boursier admet que, dans ce cas, on a affaire à d'anciens urinaires chez lesquels la vessie est en état de *minoris resistentiæ*, soit à des névropathes, à des vierges, à des individus dont la vessie est spécialement irritable.

L'explication fournie par ces auteurs pour les rétentions dues à un traumatisme voisin de l'urèthre nous semble très plausible. Il suffira de lire l'observation suivante pour se rendre compte de la pathogénie de cet accident :

OBSERVATION II (Personnelle).

Rétention d'urine par perte du sens musculaire vésical chez une hystérique à la suite de l'amputation du col de l'utérus.

B..., 29 ans, lingère, n'a pas d'antécédents névropathiques nets. Elle a été réglée à 16 ans; six mois après, elle faisait sa première crise d'hystérie. Elle en a eu plusieurs depuis. Elle est restée souvent deux heures sans connaissance. Comme signe d'hystérie, elle ne présente guère que l'anesthésie pharyngée et un peu de rétrécissement du champ visuel.

Elle entre dans le service de M. le professeur Guyon pour une métrite avec hypertrophie du col.

1. Kupressow, *Physiologie du sphincter de la vessie*, Disc. inaug. Saint-Pétersbourg, déc. 1870. Extr. in *Pflugers Archiv*, 1871.

Le 26 septembre 1889, M. le Dr Tuffier pratique l'amputation de la lèvre postérieure du col utérin à l'aide de l'anse galvanique.

Aussitôt après l'opération, la malade est prise de rétention d'urine. Elle pousse de toutes ses forces, sans pouvoir uriner. On la sonde, sans éprouver aucune résistance anormale au niveau du col de la vessie. La malade a parfaitement notion du passage de la sonde, mais elle remarque qu'elle a perdu complètement le sentiment du besoin d'uriner. Elle n'éprouve plus l'envie de pisser, quelque pleine que soit sa vessie : elle est ainsi restée pendant dix-huit heures sans se faire sonder.

Quand on pratique le cathétérisme évacuateur, elle ne sent pas sa vessie se vider.

Ajoutons à cela que la sensibilité de la vessie au contact persiste absolument intacte; seul le sens musculaire est atteint, et son absence suffit à produire la rétention.

Le dimanche 6 octobre, dans l'après-midi, la malade éprouve de nouveau l'envie de pisser. Elle essaie d'uriner seule ; les premiers efforts sont d'abord infructueux, mais au bout de peu de temps, elle parvient à uriner.

Depuis ce moment, elle pisse trois à quatre fois par jour comme autrefois. Le début de la miction reste encore difficile pendant quelques jours.

La paralysie du sens musculaire de la vessie chez cette malade est bien nette; elle est due évidemment à la proximité de la région traumatisée et légèrement enflammée.

Quant à la seconde hypothèse, relative aux traumatismes à distance, nous trouvons qu'elle laisse beaucoup à désirer et qu'elle mérite d'être complétée.

Tout récemment, nous avons eu l'occasion d'observer une femme de 39 ans qui fut prise de rétention complète à la suite d'une fracture des deux os de la jambe gauche.

Nous n'avons trouvé chez elle aucun trouble vésical : la résistance sphinctérienne était normale, la tonicité vésicale parfaite.

A quoi peut-on donc attribuer une pareille rétention? N'est-ce pas simplement à la crainte qu'éprouve la malade de faire le moindre mouvement, le moindre effort qui pourrait provoquer une sensation douloureuse au niveau de sa fracture.

Elle se met elle-même en timidité urinaire par le soin et l'attention qu'elle apporte à accomplir sa miction. Ajoutons à cette cause principale la difficulté que l'on éprouve à uriner quand on est couché sur le dos et nous aurons l'explication très simple et très acceptable de ces sortes de rétentions d'urine.

Nous avons observé un autre cas du même genre sur une malade que nous avons opérée d'une hernie crurale étranglée. L'absence de toute réaction inflammatoire nous force à ranger cette malade dans la catégorie des rétentionnistes par traumatisme à distance. Chez elle, la rétention était certainement due à une véritable timidité vésicale provoquée par la crainte de faire un mouvement, de quitter le décubitus dorsal auquel nous l'avions condamnée et de déranger ou de salir son pansement.

Dès que ces deux malades ont eu des mouvements plus libres, c'est-à-dire au bout d'une huitaine de jours, leur rétention disparut aussitôt.

Ce phénomène se rapproche beaucoup de ce qu'on voit dans quelque cas de constipation rectale, et nous lui donnerions volontiers par analogie le nom de *constipation vésicale*.

Nous venons d'étudier toute une série de malades qui présentent, soit à un moment donné, soit par accès, pendant un temps plus ou moins long, une gêne plus ou moins considérable de la miction, sans qu'on puisse trouver chez eux aucun trouble vésico-uréthral ; il nous faut maintenant passer à l'étude des malades chez lesquels la gêne de la miction se traduit par un trouble physiologique facile à observer : le *spasme uréthral*.

§ 4. — Spasme urétral.

A. — Caractères du spasme uréthral.

Le spasme uréthral a pour siège les fibres musculaires qui entourent la portion membraneuse (Guyon). « C'est un obstacle intermittent et passager, toujours plus considérable au moment où l'envie de pisser est plus grande » (Guyon) (1).

Ce dernier caractère est d'une importance considérable au point de vue de l'étude qui nous occupe. Le spasme de la région membraneuse n'est pas continu, il se produit, comme la crampe des écrivains, à laquelle il ressemble à bien des points de vue, au moment où nous portons notre attention sur le sphincter uréthral et où nous cherchons à l'utiliser.

Axenfeld (2) avait bien remarqué ce phénomène, quand il a étudié les spasmes fonctionnels. Il a noté que ce genre de spasmes se déclare au moment où nous voulons utiliser les muscles atteints et qu'il cesse pendant leur repos.

Le spasme uréthral se produit dans trois conditions :

1° Quand la vessie commence à se remplir d'urine et que le sphincter uréthral doit intervenir pour empêcher l'issue spontanée de celle-ci. C'est ce genre de spasme qui produit la douleur périnéale sourde et continue qu'éprouvent les malades atteints de cette affection, quand leur vessie est pleine.

2° Il se produit également au moment où le malade veut uriner, parce qu'alors celui-ci dirige son attention sur son sphincter uréthral et en détermine aussitôt la contracture par un phénomène analogue à celui qui se passe dans la crampe des écrivains.

1. Guyon, *Clin.*, 1885, p. 834.
2. Axenfeld, *Traité des névroses*, p. 485.

C'est cet accident qui cause les difficultés considérables qu'éprouvent ces malades pour entamer la miction, quelquefois même pour l'achever.

3° Enfin il se produit au moment où l'on tente d'introduire une sonde dans le canal.

La crainte de la douleur, l'appréhension de l'entrée de la sonde dans la vessie fait contracter énergiquement la portion membraneuse, au point de porter obstacle au cathétérisme par les instruments mous ou semi-rigides.

Thompson (1) a beaucoup de peine à admettre le spasme uréthral. Il n'y voit qu'un « prétexte commode pour excuser l'insuccès du manuel opératoire, qu'un véritable refuge pour l'incapacité ».

Il pense « que le spasme n'existe pas, ou du moins, qu'il n'apparaît que très rarement; en tout cas, qu'il ne suffit jamais pour empêcher le passage d'une sonde ».

« Le spasme, dit-il, peut à la rigueur empêcher l'urine de sortir, je ne sache pas qu'il ait jamais empêché un instrument d'entrer. La faute est à la main, non au spasme. »

Cette opinion nous paraît trop absolue. Le spasme uréthral nous semble au contraire très fréquent, il est même constant chez tous les psychopathes urinaires.

M. Thompson nous dira peut-être que cette fréquence tient à ce que nous cathétérisons mal nos malades. Nous ne le pensons pas, parce que, si nous voulons franchir la portion membraneuse contracturée, nous n'y éprouvons aucune difficulté, en nous servant d'une sonde tant soit peu rigide, qui nous permet d'appuyer légèrement sur le sphincter, de le fatiguer et de profiter de son moindre relâchement pour entrer dans la vessie.

Notre but, en cathétérisant, n'est pas tant de pénétrer avec *maëstria* dans la vessie, que de recueillir pendant le parcours de l'urèthre toutes les indications qu'il peut nous fournir.

1. Thompson, *Traité des voies urinaires*, 1889, trad. Jamin, p. 48.

C'est dans cette voie que notre maître, M. le professeur Guyon, a toujours cherché à nous diriger. Pour obtenir ce résultat, l'instrument rigide est très imparfait, l'instrument semi-rigide, tel que l'explorateur à boule, est au contraire des plus précieux. C'est cet explorateur qui est arrêté par le spasme uréthral ; il nous révèle là une barrière, non infranchissable il est vrai, mais qu'il peut nous être utile de connaître.

En butant ainsi contre un aussi faible obstacle, nous avons peut-être l'air bien maladroits ; mais nous en sommes heureux, car cette preuve d'incapacité nous a instruits d'un petit détail physiologique qui peut avoir son intérêt.

Ce spasme de la région membraneuse est la cause première d'un grand nombre des accidents dont se plaignent les psychopathes urinaires.

Il intervient évidemment dans les rétentions momentanées dues au bégaiement urinaire. C'est lui qui produit cette sensation de crampe périnéale si pénible dont ces malades songent tout d'abord à se plaindre. C'est lui qui cause les modifications du jet de l'urine qui les inquiètent tant et qui leur font croire qu'ils sont porteurs d'un rétrécissement. C'est lui enfin qui trompe certains médecins au point de leur faire proposer la dilatation et même l'uréthrotomie aux infortunés malades qui les consultent ; nous avouons que dans ce dernier cas, malheureusement fréquent, M. Thompson n'a pas tout à fait tort.

La pathogénie du spasme uréthral se déduit naturellement de ce que nous savons déjà sur la corrélation qui existe entre les phénomènes psychiques et les contractions vésicales.

Les remarquables expériences de Mosso et de Pellacani nous ont appris que toute excitation sensorielle, toute émotion, tout phénomène intellectuel déterminent une contraction de la vessie. Nous n'avons pas conscience de ce phénomène, mais bien des faits nous le prouvent surabondamment : les chiens pissent quand on les bat, les juments dites pisseuses pissotent à chaque coup d'éperon, enfin bien des enfants perdent leur urine, quand on les gronde.

Pour éviter cette issue involontaire de l'urine, nous prenons inconsciemment l'habitude de contracter notre sphincter uréthral, dès qu'une excitation sensorielle ou psychique vient à nous surprendre.

C'est cette contraction irrésistible, tellement elle est habituelle, du sphincter uréthral qui interrompt brusquement la miction, quand on est surpris par un bruit ou un attouchement pendant que l'on urine.

Les malades que nous étudions ici tiennent perpétuellement leur vessie en éveil par leurs préoccupations anxieuses ; il en résulte que perpétuellement aussi leur muscle uréthral est forcé de se contracter.

Ces contractions fréquentes finissent par mettre ce muscle dans un état d'irritabilité tout spécial avec une tendance marquée au spasme, dès que les malades cherchent à l'utiliser, c'est le même phénomène qui se produit dans les crampes professionnelles.

Nous pouvons donc conclure que tout travail intellectuel et, à plus forte raison, toute préoccupation vésicale s'accompagne chez nous de deux phénomènes simultanés : la contraction vésicale, comme l'ont prouvé Mosso et Pellacani, et la contraction du sphincter uréthral pour lutter contre la première.

C'est ce qui fait que la plupart des psychopathes urinaires sont atteints simultanément de pollakiurie et de spasme. Ces deux accidents sont corrélatifs et résultent de la double action psychique que nous venons de décrire.

B. — Caractères de la miction dans le spasme uréthral.

Le malade atteint de spasme uréthral a beaucoup de peine à entamer la miction. Il est forcé de faire des efforts abdominaux considérables pour émettre les premières gouttes d'urine.

Il lui faut quelquefois attendre plusieurs minutes avant de les voir s'écouler.

Cette difficulté du début de la miction tient à ce que la portion membraneuse au lieu de se relâcher, comme elle devrait le faire, reste contractée. Tous les efforts que fait le malade, pour vaincre cette résistance, ne font que l'augmenter.

Et, en effet, notre seul moyen d'action sur un de nos muscles est de le faire contracter. C'est ce qui fait que ces malades ne font qu'exagérer le spasme de leur sphincter uréthral par la préoccupation qu'ils ont d'intervenir activement dans leur miction. Il leur faudrait bien plutôt oublier leur sphincter pour un moment, cesser d'agir sur lui, pour obtenir son relâchement tant désiré.

Finalement, après bien des efforts, la portion membraneuse se laisse franchir, mais elle ne s'avoue pas immédiatement vaincue ; elle ne laisse tout d'abord passer l'urine que sous un très petit volume : quelques gouttes, un mince filet tout au plus.

Ce premier résultat tranquillise le malade, il s'abandonne plus complètement, il laisse s'achever la miction commencée ; le jet devient de plus en plus puissant, presque normal, mais il suffit de la moindre excitation, du moindre attouchement, de l'arrivée d'un étranger derrière le patient, pour produire aussitôt la contraction du muscle uréthral et l'interruption brusque du jet.

Ce dernier accident est fréquent chez les spasmophiles ; aussi se contentent-ils quelquefois du résultat obtenu, sans se donner la peine d'achever leur miction interrompue. C'est là une habitude déplorable qui vient encore s'ajouter aux autres.

Il en est un peu de la miction comme du coït : ceux qui trompent leurs organes et gênent leur fonctionnement naturel arrivent à les troubler d'une façon plus ou moins définitive : que d'impuissants regrettent les distractions qu'ils se sont procurées autrefois pendant l'accomplissement du coït, pour prolonger sa durée. Il ne faut pas plus tromper sa vessie que ses corps caverneux, car elle ne tarde pas, comme eux, à cesser de vous obéir.

La fin de la miction, chez les malades qui l'accomplissent en entier, ressemble beaucoup à son début. Le jet devient de plus en plus fin, puis l'urine s'écoule goutte à goutte. Le coup de piston manque, rien n'indique la fin de la miction.

Ces gouttes d'urine qui continuent à s'écouler du méat désespèrent le malade ; quelque soin qu'il mette à secouer sa verge après la miction, il est condamné à mouiller son pantalon, en sortant de l'urinoir, car ces dernières gouttes d'urine ne cessent de couler qu'au bout d'un temps très long.

L'explication physiologique de ce phénomène mérite de nous arrêter un instant.

C. — L'absence du coup de piston dans le spasme uréthral produit le phénomène des gouttes d'urine après la miction.

Ce symptôme gênant que constitue l'issue prolongée de gouttes d'urine après la fin de la miction nous semble précisément dû à l'absence du coup de piston chez les malades atteints de spasme uréthral.

Chez l'homme sain, il existe deux sortes de coups de piston :

Le premier, le coup de piston vésical ou plutôt abdominal, est produit par une poussée volontaire que l'on peut intercaler à tout moment de la miction.

Le second est constitué par un brusque jet d'urine lancé spasmodiquement à la fin de la miction. C'est le vrai coup de piston. Il ne peut être produit par la vessie : jamais les fibres lisses de cet organe ne seraient capables de produire une contraction aussi brusque et d'aussi courte durée. Il est évidemment produit par les muscles striés périuréthraux, d'après un mécanisme absolument comparable à celui de l'éjaculation.

Après que la vessie s'est complètement vidée, grâce à sa contraction propre, aidée, vers la fin de la miction, par la poussée abdominale, il reste une colonne d'urine dans l'urèthre. Pour l'urèthre antérieur, nous savons qu'il n'en est pas embarrassé, car il suffit d'avoir fait une injection uréthrale antérieure, pour savoir avec quelle vigueur cette portion du canal se débarrasse du liquide qu'on y injecte. L'urèthre postérieur, au contraire, fermé en avant par la portion membraneuse, ne peut se vider qu'au prix d'un certain effort. Cet effort est produit par les muscles périnéaux et peut-être par le muscle prostatique de M. le professeur Sappey, comme dans l'éjaculation.

Les femmes, n'ayant pas d'urèthre prostatique, n'ont jamais de coup de piston et chacun sait que, chez elles, la miction à plein jet se termine brusquement, comme si l'on fermait un robinet.

Chez les psychopathes urinaires atteints de spasme, les muscles périnéaux sont contractés pendant toute la durée de la miction : le malade, croyant faire des efforts utiles, contracte tout ce qu'il a de muscles dans le voisinage de sa vessie et de son urèthre. Il en résulte qu'à la fin de la miction, ces muscles périnéaux ne peuvent plus rien donner ; ils n'ont servi qu'à gêner la miction, pendant qu'elle s'accomplissait; une fois celle-ci terminée, ils ne peuvent se contracter davantage et le coup de piston manque.

C'est ce qui fait que l'urine accumulée dans l'urèthre postérieur sort du méat goutte à goutte par filtration lente à travers la portion membraneuse, poussée qu'elle est par la contraction persistante des muscles périnéaux. Il se joint à ces gouttes celles que les parois de l'urèthre antérieur ont retenues, pour n'avoir pas été balayées par le coup de piston normal.

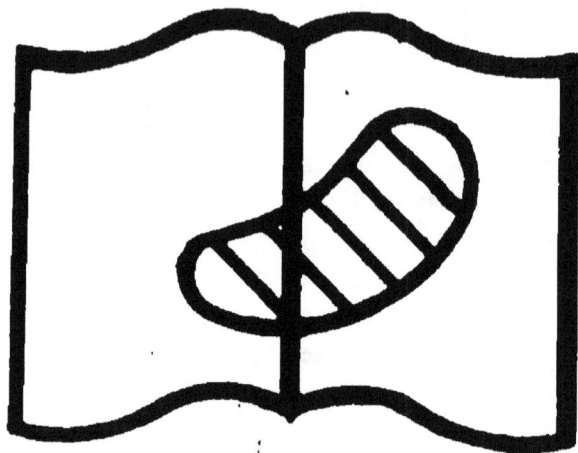

Ultzmann (1), qui a noté avec une grande précision ce symptôme, l'attribue au spasme des fibres musculaires propres de l'urèthre qui forme de ce canal un tube à parois rigides. « Quand ces fibres se détendent, dit-il, l'urine sort goutte à goutte. »

Nous avons de la peine à admettre ce spasme des fibres musculaires propres de l'urèthre antérieur, vu que nous ne l'avons jamais observé. Du reste, le peu de richesse de ces fibres musculaires rend cette hypothèse peu acceptable. Nous préférons nous arrêter au spasme de la portion membraneuse qui est un fait acquis et facilement constatable, pour expliquer ce phénomène que l'on retrouvera rapporté dans un grand nombre de nos observations et en particulier dans les suivantes :

OBSERVATION III (Personnelle).

Pollakiurie diurne et quelques légers troubles urinaires persistant après la guérison d'une blennorrhagie.

W..., 24 ans, employé de commerce, est guéri depuis un an de sa première chaudepisse qui a duré trois mois. Depuis cette époque, le malade se plaint d'uriner très fréquemment pendant le jour, bien que la nuit il ne se lève jamais pour pisser.

La miction est facile, mais quand elle est terminée, il s'écoule du méat une série de gouttes d'urine qui forcent le malade à attendre assez longtemps que ce prolongement anormal de la miction soit terminé.

Quand il urine en allant à la selle, il ne peut le faire qu'incomplètement. Il ne vide que la moitié du contenu de sa vessie, et aussitôt levé il sent de nouveau le besoin d'uriner. Il y obéit immédiatement et termine ainsi cette miction qui a lieu en deux actes.

L'examen direct nous montre que l'urèthre et la vessie sont dans un état normal. Il n'y a pas d'uréthrite postérieure.

La portion membraneuse présente une sensibilité exagérée et se contracte spasmodiquement devant l'explorateur.

1. Ultzmann, *Névroses des organes génito-urinaires de l'homme*, trad. Picard, 1883.

Nous faisons à ce malade des instillations de cocaïne qui ont pour effet de diminuer de beaucoup le nombre des mictions et de lui permettre de mieux vider sa vessie en allant à la selle.

L'action des instillations est surtout nette le jour où elles sont faites, le lendemain les accidents reparaissent. Néanmoins, au bout d'un mois de traitement, le malade se trouve très amélioré et cesse de venir nous consulter.

D. — Coup de piston retardé.

Un phénomène du même ordre consiste dans le retard du coup de piston normal. Il ne nous a été donné de l'observer qu'une fois sur un malade dont on lira plus loin l'observation (Obs. XXXIII, page 109).

Ce malade, après avoir complètement terminé sa miction et soigneusement égoutté sa verge, se rassoit et reprend son travail interrompu ; aussitôt, c'est-à-dire quelques minutes après la fin de la miction, un petit jet d'urine s'échappe de son urèthre et vient mouiller son pantalon. C'est un véritable *coup de piston retardé*.

Ce phénomène consiste simplement en ce que les muscles périnéaux de ce malade, contracturés pendant tout le temps que dure la miction, ne peuvent fournir leur contraction spasmodique habituelle qu'alors qu'ils sont revenus au repos complet.

Le coup de piston se produit, mais avec un retard notable.

Ce malade, ainsi que celui dont nous avons parlé dans l'observation III qui précède, présentent, outre le symptôme des gouttes après la miction, deux autres phénomènes importants sur lesquels nous aurons à revenir ; 1° l'influence de la blennorrhagie sur le début des troubles psychopathiques ; 2° les troubles de la miction pendant la défécation. Ce dernier symptôme va nous occuper immédiatement.

E. — Troubles de la miction pendant la défécation.

Un autre caractère important du spasme uréthral se produit quand les malades se présentent à la selle ; il est presque constant chez les psychopathes spasmophiles et nous ne l'avons vu signalé par aucun auteur.

Voici en quoi il consiste :

Quand ces malades vont à la garde-robe, ils expulsent, comme tout le monde, simultanément ou à peu d'intervalle, le contenu de leur rectum et de leur vessie, puis ils se relèvent, se rhabillent et ils sont très étonnés, dès qu'ils sont debout, d'éprouver une violente envie d'uriner. Ils satisfont cette envie et ils pissent aussi copieusement que la première fois. Beaucoup de ces malades se figurent qu'ils ont oublié d'uriner en allant à la selle.

La miction se fait donc en deux actes : le premier en même temps que la défécation, le second dès que le malade s'est relevé.

Quelques-uns cherchent à lutter contre ce besoin qui leur semble illusoire, puisqu'ils sont certains d'avoir vidé leur vessie un instant auparavant ; ils sortent, croyant avoir affaire à une fausse envie, mais ils sont bientôt forcés de se précipiter dans le premier urinoir, pour terminer leur miction dont ils n'avaient accompli que le premier temps.

Ce symptôme est évidemment dû au spasme de la région membraneuse qui coupe la miction, dès que la vessie s'est débarrassée de la moitié de son contenu. On le retrouvera dans un grand nombre de nos observations, en particulier dans la suivante qui représente l'histoire d'un psychopathe urinaire complet :

OBSERVATION IV (Personnelle, résumée).

Psychopathie urinaire chez un ancien incontinent nocturne.

Fr..., 28 ans, ne connaît pas son père. Sa mère, morte à 62 ans, était très nerveuse, très impressionnable. Il a pissé au lit jusqu'à 15 ans.

Il présente un prognatisme assez considérable, sa voûte palatine forme une carène profonde.

Il a toujours eu de la timidité urinaire, et il présente depuis longtemps une grande difficulté à vider sa vessie, quand il va à la selle.

C'est un hypochondriaque; il se plaint d'être spermatorrhéïque, alors qu'il ne présente que quelques pollutions nocturnes à la suite de rêves érotiques, et de temps à autre un peu d'écoulement blanchâtre, quand il est constipé et qu'il fait de violents efforts pour aller à la selle.

Il ne se lève jamais la nuit pour uriner, mais il se plaint d'avoir beaucoup de peine à pisser pendant le jour.

Nous trouvons ses organes normaux, sauf un spasme considérable de la région membraneuse qui ne se laisse vaincre que par les béniqués.

On retrouvera tous les caractères du spasme uréthral chez Ch. (observation XIV, page 52) que nous préférons classer parmi les pollakiuriques.

F. — Rétention complète par spasme uréthral.

Le spasme uréthral donne très rarement lieu à la rétention complète, néanmoins ce fait s'est présenté à nous de la façon la plus nette dans le cas suivant :

OBSERVATION V (Personnelle).

Spasme de la portion membraneuse au cours de rechutes légères de blennorrhagie chez un psychopathe de 24 ans.

F..., 24 ans, n'a pas d'antécédents héréditaires importants. Il a eu six poussées de chaudepisse. La première, quoique intense, se passa nor-

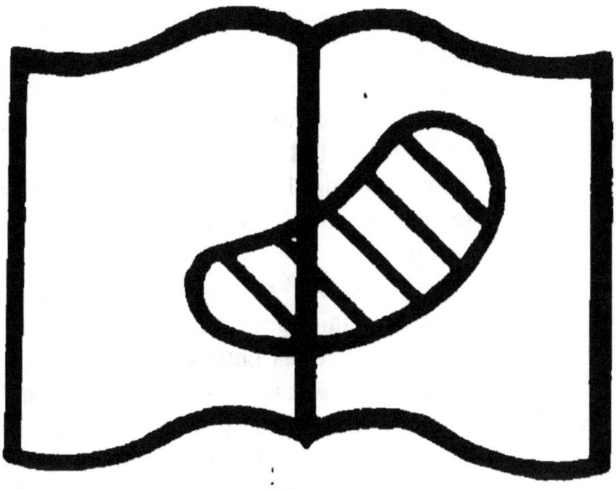

malement; mais, à la seconde, il fut pris brusquement d'accès de rétention, tenant au spasme de la portion membraneuse. Ces accès se reproduisirent à chacune des autres poussées de blennorrhagie et cessèrent avec elles.

Ce malade a commencé à couler pour la dernière fois il y a trois jours. Depuis ce moment, il est repris d'accès passagers de rétention. La nuit, il urine très facilement. Le matin, en se levant, la première miction est très aisée, la seconde l'est un peu moins, la troisième, qui se produit vers 11 heures du matin, est complètement impossible. Le malade est alors forcé de se sonder avec une bougie très fine, il la retire immédiatement et il peut ensuite uriner. Vers 5 heures du soir, la miction redevient possible, mais elle est alors si fréquente et si impérieuse que le malade est forcé de porter un urinal, sans cela il pisserait dans ses culottes.

Les mictions ne sont pas douloureuses, l'introduction de la petite bougie se fait également sans douleur, mais il éprouve une cuisson continuelle entre les bourses.

Ce malade n'a éprouvé aucun accident urinaire avant ses chaudepisses. Il n'a jamais pissé au lit étant jeune.

L'examen direct nous montre que l'écoulement uréthral est très peu important, la muqueuse uréthrale est à peine enflammée. Il existe un spasme considérable au niveau de la portion membraneuse : l'explorateur ne peut la franchir que grâce à l'injection préalable de quelques gouttes d'une solution de cocaïne à 1/20.

Nous soumettons ce malade à des instillations répétées de cocaïne. Leur effet est remarquable. Le jour de l'instillation et le lendemain, le malade n'a plus besoin de se sonder, les mictions deviennent moins fréquentes et moins impérieuses, ce qui lui permet de se passer de son urinal. Le surlendemain, les accidents recommencent, jusqu'à ce qu'une nouvelle instillation vienne les calmer à nouveau.

En quinze jours, ce malade est complètement guéri.

Dans ce cas, le spasme était occasionné par une légère poussée blennorrhagique, dont l'intensité n'était nullement en rapport avec la gravité des phénomènes qu'elle provoquait. Nous aurons à discuter le rôle de la blennorrhagie dans ce genre d'affections.

Dans les deux observations suivantes, la rétention complète semble survenir brusquement, sans aucune cause occasionnelle, et elle relève manifestement du spasme uréthral :

OBSERVATION VI (Personnelle).

Rétention d'urine complète par spasme de la portion membraneuse chez un homme de 45 ans.

Père
Suicidé à 55 ans.

Tante paternelle
Bizarre.

Mère
+ cancer a l'estomac.

P..., 45 ans, garçon de recettes, **Psychopathe urinaire.**

Ce malade n'a jamais eu de chaudepisse. Il n'a présenté aucun antécédent urinaire jusqu'à l'accident qui l'amène à l'hôpital Necker le 23 avril 1889.

Il y a huit jours, en travaillant, il est pris de picotements continuels dans la verge avec envies fréquentes d'uriner. Il pisse très peu à chaque fois. Le lendemain, les difficultés de la miction augmentent, et le soir la rétention devient complète. Il est forcé de se faire sonder.

L'examen nous montre que l'urèthre est libre, mais que la portion membraneuse est très serrée. La prostate est normale. Pas de signe d'ataxie.

On soumet ce malade à des instillations de cocaïne, et il sort de l'hôpital au bout de huit jours, pissant sans difficulté.

OBSERVATION VII (Personnelle).

Spasme de la portion membraneuse chez un homme de 54 ans. Rétention complète.

Père ?

Mère ?

N..., spasme.

Sœur, aliénée internée.

N..., 54 ans, n'a jamais eu la chaudepisse.

Depuis deux ans, il a de la peine à pisser. Il urine moins loin, le jet est réduit à un filet.

Il y a huit jours, il est pris subitement de rétention complète, il n'urine que goutte à goutte pendant trois jours et trois nuits. Il se fait ensuite couler; depuis, il ne peut plus pisser sans sonde.

L'examen direct nous montre que la prostate n'est pas augmentée de volume et qu'elle ne peut apporter aucune gêne à la miction. L'obstacle siège au niveau de la portion membraneuse qui est absolument contracturée. Elle ne laisse passer que les béniqués. Aucun signe d'ataxie.

Trois instillations de cocaïne sont pratiquées. A la suite de ce traitement, le malade quitte l'hôpital pissant seul.

Un autre de nos malades, P... (Obs. XVI, page 57) a présenté des accès de rétention du même genre.

Il ne faut évidemment pas nier la possibilité de ces rétentions complètes par spasme purement psychopathique de la région membraneuse; mais il faut poser ce diagnostic avec la plus grande prudence, car cette affection constitue un symptôme très fréquent de l'ataxie à ses débuts. Nous n'avons trouvé chez ces deux derniers malades aucun signe de tabès, mais nous n'oserions affirmer qu'ils n'en présenteront pas plus tard. Du reste, nous reviendrons sur cette question à propos du diagnostic de la psychopathie urinaire avec les troubles préataxiques de la miction.

§ 5. — Pollakiurie psychopathique.

A. — Pollakiurie normale.

Nous venons de voir comment notre attention mal dirigée peut porter obstacle, soit momentanément, soit d'une manière définitive, à l'accomplissement de la miction. Elle peut agir d'une façon absolument inverse et produire alors la fréquence exagérée de la miction : *la pollakiurie*.

La miction purement physiologique devrait être accomplie au moment où la vessie contient une quantité d'urine équivalente à la quantité d'eau qui, injectée dans sa cavité, détermine l'envie de pisser. Or, il est facile chez un individu sain d'injecter dans la vessie près de 500 grammes de liquide (à condition de le pousser lentement et de lui donner la température convenable), avant de déterminer cette envie. Par conséquent, comme nous urinons en moyenne 1 litre 1/2 par jour, nous ne devrions pisser que trois fois par 24 heures.

Les femmes se conforment, en général, à cette règle, car elles n'urinent guère qu'une fois dans la journée entre la miction du lever et celle du coucher.

Les hommes urinent beaucoup plus souvent : outre les deux mictions du matin et du soir, ils ont une tendance à en accomplir une série de deux à cinq, à intervalles très rapprochés, entre les deux repas de la journée ; une autre miction est généralement exécutée après le repas du soir.

Cette règle n'a rien d'absolu, mais il faut remarquer que les mictions deviennent surtout fréquentes pendant les heures d'oisiveté et pendant les promenades dans les lieux publics.

On a cherché à expliquer cette variété de pollakiurie par une sorte d'irritabilité spéciale de la vessie, excitée par une urine plus riche en sel, pendant le travail de la digestion (Mosso et Pellacani (1), Gant) (2) ; nous ne nions pas cette action, bien que nous nous étonnions un peu de voir des urines trop pauvres en sels produire exactement les mêmes effets : Thompson (3) ne dit-il pas : « Les urines pâles et aqueuses des personnes nerveuses sont mal tolérées par la vessie. »

Si cette théorie de l'irritabilité vésicale pendant la période de digestion était absolument vraie, pourquoi les femmes ne seraient-elles pas, comme nous, soumises à cette pollakiurie post-alimentaire ? Pourquoi aussi, chez la plupart des individus, cette pollakiurie ne se produit-elle qu'après le repas de midi et nullement après le repas du soir ?

Nous croyons que, dans ce cas, c'est surtout aux influences

1. Mosso et Pellacani, *op. cit.*
2. Gant, *Irritable Bladder*, Londres, 1872.
3. Thompson, *Maladies des voies urinaires*, 1889, p. 9, trad. Jamin.

d'ordre psychique qu'il faut s'adresser pour trouver la solution du problème.

Rappelons-nous qu'il suffit d'avoir en tête une idée se rapportant à la miction, pour qu'aussitôt notre vessie se contracte énergiquement sur son contenu, quelle qu'en soit la quantité et détermine ainsi en nous une violente envie de pisser ; il est facile d'en conclure que, plus souvent nous aurons l'occasion de songer à la miction, plus souvent aussi nous serons forcés d'uriner.

Les femmes n'ont que peu d'occasions de songer à leur vessie, les urinoirs qu'elles voient dans les rues ne leur sont pas destinés et ne leur donnent aucune idée de miction.

Nous autres, au contraire, nous sommes à chaque instant sollicités à uriner par la vue de ces petits édifices et des gens qui les utilisent. C'est surtout au moment de nos sorties, dans l'après-midi, que cette action se fait sentir. Le soir, on sort moins, ou si l'on sort, c'est avec un but unique rapidement atteint : visite, théâtre, café ; les urinoirs et les urinants sont moins visibles, il n'en faut pas plus pour supprimer la pollakiurie vespérale.

C'est pendant les heures de désœuvrement et d'inactivité cérébrale que ces idées de miction se glissent le plus facilement dans notre cerveau ; c'est également pendant ces heures d'oisiveté que nous urinons le plus souvent.

La preuve de cette loi nous est donné par le chien. Cet animal présente évidemment une pollakiurie extraordinaire, eh bien, chez lui, cette pollakiurie est purement psychopathique : c'est l'odeur d'urine qu'il sent sur tous les arbres, sur toutes les bornes, qui le pousse à y uriner; si ces causes d'excitation manquent, il urine très rarement : que de chiens d'appartements ne sortent que deux fois par jour pour uriner ! Qui n'a constaté, enfin, combien le chien en chasse pisse rarement ! Il a alors bien d'autres idées en tête que des idées de miction, et il ne pisse pas.

Un fait très remarquable, et que tous l s candidats aux

examens et aux concours connaissent, est l'extraordinaire pollakiurie qui les force à uriner presque toutes les cinq minutes, pendant le temps où ils attendent leur tour de se présenter devant les juges. La préoccupation cérébrale jointe à une inactivité forcée, l'anxiété, l'attente déterminent de très fréquentes contractions de la vessie.

Ultzmann (1) a noté ce fait et l'a généralisé, en l'étendant aux spéculateurs, aux caissiers qui ont une grande responsabilité, aux gens qui ont subi de fortes pertes d'argent, à ceux qu'un deuil récent a plongés dans la douleur.

Ces faits sont absolument exacts et prouvent bien quelle influence ont sur la contraction des fibres de la vessie les préoccupations anxieuses de notre cerveau.

Mais si ces préoccupations anxieuses se rapportent à la vessie elle-même, les contractions vésicales seront encore bien plus intenses, c'est ce qui arrive chez les psychopathes urinaires.

B. — Pollakiurie des psychopathes urinaires.

La pollakiurie dont nous avons parlé jusqu'à présent est un symptôme de peu d'importance, presque normal chez beaucoup d'individus ; mais elle devient chez les psychopathes urinaires un symptôme prépondérant. Ces malades, perpétuellement préoccupés de leur vessie, excitent à tout moment ses contractions et se procurent ainsi des mictions d'une fréquence absolument anormale.

Tous les auteurs qui se sont occupés de ces malades ont noté la pollakiurie comme un de leurs principaux caractères (Guyon (2), Hartmann (3), Ultzmann) (4).

1. Ultzmann, *Névroses des organes génito-urinaires de l'homme*, trad. Picard, 1883.
2. Guyon, *Cliniques*, 1885, p. 21.
3. Hartmann, *Névralgies vésicales*, Paris, 1889.
4. Ultzmann, *loc. cit.*

Cette pollakiurie est d'origine purement psychique ; elle est produite par les préoccupations vésicales qui assiègent perpétuellement le malade et les mauvaises habitudes de mictions fréquentes qui en sont la conséquence forcée. Il n'est pas rare de rencontrer des malades qui sont pris subitement de pollakiurie et de spasme uréthral à la suite de la lecture d'un traité sur les rétrécissements. Ils se persuadent qu'ils sont rétrécis; plus ils s'examinent, plus ils se regardent pisser, plus les envies deviennent fréquentes et plus la miction devient pénible.

Ils continuent à présenter ces mêmes symptômes jusqu'au jour où on les persuade qu'ils ne sont pas rétrécis, en leur passant dans le canal une énorme bougie. Le plus souvent cette simple constatation guérit instantanément la pollakiurie et le spasme, en tranquillisant le malade et en détournant sa pensée des préoccupations uréthrales.

Chez d'autres malades plus gravement atteints, la pollakiurie persiste indéfiniment et résiste à tous les traitements.

Parmi ces pollakiuries psychopathiques de longue durée, il faut distinguer deux variétés :

1° La *pollakiurie psychopathique précoce* qui se développe dans l'enfance et peut persister jusqu'à l'âge le plus avancé.

2° La *pollakiurie psychopathique tardive* qui semble attendre pour s'installer que l'attention du malade soit appelée sur ses organes génito-urinaires ; elle débute, par exemple, à l'occasion de la première blennorrhagie et persiste après la complète disparition de celle-ci.

a. — *Pollakiurie psychopathique précoce.*

La pollakiurie psychopathique précoce se montre dans la plus tendre enfance ; elle est caractérisée par la fréquence des mictions diurnes et nocturnes.

Pendant la journée, les envies se reproduisent très souvent et sont très impérieuses.

Pendant la nuit, tantôt l'enfant se réveille à chaque envie d'uriner et se lève ainsi plusieurs fois par nuit, tantôt il ne se réveille pas et il urine une ou plusieurs fois par nuit dans son lit. Dans le premier cas, l'enfant est un pollakiurique simple ; dans le second, il est un pollakiurique incontinent nocturne.

L'incontinence nocturne n'est donc qu'une variété de pollakiurie précoce. Nous nous efforcerons de prouver dans le prochain chapitre que la cause qui la produit chez les malades dont nous nous occupons est d'origine purement psychique.

La pollakiurie précoce simple est plus rare que l'incontinence nocturne d'urine, néanmoins on la trouvera relatée dans plusieurs de nos observations.

Elle se prolonge indéfiniment jusqu'à l'âge le plus avancé et nous verrons qu'elle est encore exagérée par tout ce qui augmente les préoccupations vésicales des malades qui en sont atteints, la blennorrhagie et le début de l'hypertrophie prostatique, par exemple.

Quant à la pollakiurie précoce compliquée d'incontinence nocturne d'urine, elle revient à la pollakiurie simple au bout d'un temps plus ou moins long, et se comporte alors exactement comme la première.

L'observation suivante montre très nettement cette transformation de l'incontinence nocturne en pollakiurie simple :

OBSERVATION VIII (Personnelle).

Jeune homme de 18 ans, neurasthénique, incontinent nocturne, passant à la pollakiurie psychopathique simple.

Grand père paternel, tuberculeux.

Père, coléreux. Tante, hystérique. Mère + morte en couches.

R..., Incontinent nocturne, psychopathe urinaire.

R..., 18 ans, présente des antécédents névropathiques assez nets du côté paternel. Son père était très emporté, bizarre ; une de ses tantes du côté paternel présentait de fréquentes crises de nerfs avec accès de suffocation : d'après la description que le malade donne de ces accidents, il est légitime de la croire hystérique.

Dans ses antécédents personnels, nous ne trouvons à noter qu'une diphtérie dans son enfance.

Les signes de dégénérescence ne manquent pas chez lui : la tête est petite, le front bas, les cheveux mal implantés sur le front, le nez est effilé, resserré à la base, au point de rendre la respiration nasale presque impossible, quoique les os et la muqueuse de cet organe soient parfaitement sains.

Les dents sont irrégulières, inégales, les incisives présentent un type très net de la dent d'Hutchinson, bien que l'on ne puisse retrouver dans les antécédents du malade aucune tare syphilitique.

La voûte palatine forme une carène très profonde, les oreilles se terminent en pointe à leur extrémité supérieure.

Au point de vue moral, ce jeune homme nous apparaît comme un soucieux, un mélancolique : il prend note de tous les médicaments qu'on lui donne ; sa mélancolie naturelle le pousse à une tristesse profonde, quand il se trouve seul.

Il lui est impossible de travailler plus de deux heures de suite. Le travail lui cause des lourdeurs de tête très pénibles. Il ne présente néanmoins pas le casque neurasthénique.

Il est indécis, irrésolu, timide, aboulique. Il a très peu de mémoire. Il n'a jamais eu de rapports sexuels. Il ne se masturbe pas, la lecture des œuvres de Tissot lui ayant laissé pour ce vice une terreur profonde.

En un mot, c'est un beau type de dégénéré neurasthénique.

C'est un ancien incontinent nocturne. Il a toujours pissé au lit depuis son enfance jusqu'à l'âge de 16 ans et demi. Il ne présentait de miction involontaire qu'une fois par nuit. Son sommeil était très profond.

Depuis un an et demi, il est guéri de cette infirmité et il note lui-même que depuis cette époque son sommeil est beaucoup moins lourd qu'autrefois. Aussi se lève-t-il maintenant trois fois chaque nuit pour uriner.

Quand il boit avant de se coucher et qu'il est un peu fatigué, il lui arrive quelquefois de pisser encore au lit, pendant son premier sommeil qui est toujours assez profond. Cet accident ne lui arrive guère que tous les trois mois.

R... nous présente donc nettement la transformation de l'incontinence nocturne en pollakiurie nocturne.

Ce n'est pas le seul trouble dont il se plaint. Il éprouve fréquemment, surtout la nuit, des lourdeurs vésicales, des élancements au niveau du périnée, des brûlures dans le canal, des piqûres dans la verge, des douleurs dans les reins. Il éprouve souvent de grandes difficultés pour uriner, quand il n'a pas bu beaucoup auparavant. Il lui faut faire de grands efforts pour entamer la miction. Souvent il ne peut pisser que goutte à goutte.

L'examen de ses organes ne nous révèle rien d'anormal. Le canal, la vessie et les reins sont absolument sains. La portion membraneuse est, comme toujours, très sensible et un peu contractée. L'urine est normale.

La pathogénie de la pollakiurie précoce est assez obscure. Le côté psychopathique de cette affection n'est pas absolument évident ; en effet, il semble difficile chez un enfant d'invoquer les préoccupations vésicales comme cause déterminante de sa pollakiurie. Et pourtant, en y réfléchissant, on verra que cette explication s'applique fort bien à une des deux variétés de nos pollakiuriques, à celle des incontinents nocturnes.

Ces petits incontinents nocturnes sont déjà de véritables hypochondriaques urinaires. En se couchant, leur unique préoccupation est de savoir s'ils urineront au lit, ils s'endorment avec cette pensée. A leur réveil, leur premier mouvement est de tâter leurs draps, pour voir s'ils les ont mouillés. Pendant la journée, on les gronde, on les prive de dessert, quelquefois on les corrige encore plus sévèrement ; si bien qu'en réalité, jour et nuit, ils sont sollicités à penser à leur vessie ; ce n'est pas une bonne condition pour diminuer la fréquence de ses contractions.

Quant aux jeunes pollakiuriques simples, on pourrait invoquer comme cause première de leur pollakiurie une sorte d'irritabilité vésicale héréditaire, mais il nous semble plus simple d'y voir de mauvaises habitudes de mictions fréquentes, peut-être provoquées au début par une légère polyurie, et se perpétuant ensuite après la guérison de celle-ci.

Nous voyons donc déjà chez l'enfant pollakiurique une tendance à aggraver un état, peut-être primitivement physiologique, par ses maladroites interventions psychologiques.

b. — *Pollakiurie psychopathique tardive.*

La pollakiurie psychopathique tardive est bien plus simple, elle s'installe chez les prédisposés héréditaires à l'occasion du moindre trouble urinaire qui attire l'attention du malade et le préoccupe.

Le phymosis, peut à lui seul suffire à un moment donné, à déterminer la pollakiurie (Beard, de New-York).

La continence est une cause très fréquente de cette affection (Guyon) (1) : les érections nocturnes qu'elle provoque, l'irritation continuelle dans laquelle se trouve le pénis en demi-érection déterminent de fréquentes envies de pisser. Les chiens pendant le rut sont soumis aux mêmes influences.

Mais la cause de beaucoup la plus fréquente du développement de la pollakiurie psychopathique, c'est évidemment la blennorrhagie, grande source de préoccupations uréthrales pour les jeunes gens et même pour les adultes qui craignent de payer plus tard leurs erreurs de jeunesse.

La blennorrhagie, pour ces malades qui, comme nous le verrons, sont des timorés, des pusillanimes, devient une affaire très grave, grosse de complications possibles ; on comprend dès lors comment, du jour où ils l'ont contractée, toute leur pensée se trouve braquée sur leur urèthre. Ils s'examinent, se regardent pisser, pissent à chaque instant pour multiplier les observations. Au huitième jour de leur blennorrhagie, ils sont déjà certains d'avoir un rétrécissement. Le spasme uréthral, qui ne se présenterait jamais pour une chaudepisse de même gravité chez un homme sain d'esprit, ne tarde pas à gêner la miction et entretient leurs terreurs : l'observation V (page 33) est un bel exemple de ce genre de spasme.

1. Guyon, *Cliniques*, 1885, p. 27.

Une fois leur chaudepisse entièrement guérie, ils s'examinent toujours, leurs préoccupations uréthrales persistent, et, grâce aux mauvaises habitudes prises, la pollakiurie persiste également.

Pour résumer la part énorme que prend la blennorrhagie dans le développement des troubles urinaires psychopathiques, nous ne pouvons mieux faire que de rappeler cette phrase que M. le professeur Guyon nous répète souvent : « La blennorrhagie est non seulement la pierre de touche de l'état général du malade, elle est encore la pierre de touche de son état psychique. »

Ultzmann (1) a également noté cette fâcheuse influence de la blennorrhagie sur bien des cerveaux : « On voit des hommes, dit-il, qui, à la suite d'une blennorrhagie, deviennent tout à coup rêveurs, mélancoliques, dégoûtés du travail qui était autrefois pour eux un besoin. »

Cette influence de la blennorrhagie est surtout nette dans les deux observations suivantes :

OBSERVATION IX (Personnelle).

Pollakiurie, chez un psychopathe de 20 ans, débutant à l'occasion d'une cystite blennorrhagique et se continuant après la guérison de celle-ci.

Père	Mère
Epileptique. A été enfermé à Ville-Evrard.	Rien.
B..., pollakiurique.	Sœur choréique, très nerveuse.

B..., 20 ans, métreur, n'a pas présenté d'accidents importants jusqu'à sa première chaudepisse qu'il a contractée en décembre 1888. Il semblait prédisposé aux accidents psychopathiques urinaires, car il présentait fréquemment de la timidité vésicale, et souvent, en allant à la selle, il lui était impossible de vider sa vessie.

1. Ultzmann, trad. Picard, 1883.

Sa blennorrhagie fut assez grave, elle se compliqua de cystite et d'orchite double; néanmoins, au mois d'avril 1889, elle était complètement guérie et ne laissait aucune trace de son passage.

La pollakiurie qui avait affecté le malade pendant la durée de sa chaudepisse persista et même s'aggrava après la guérison de cette dernière; c'est ce qui détermina le malade à venir nous consulter.

C'est un jeune homme de 20 ans qui présente l'apparence d'une très bonne santé. Il est très impressionnable et surtout très affecté par son hérédité paternelle. (Son père, ancien épileptique, a été récemment enfermé à Ville-Évrard.)

Il est indécis, indolent, très timide, il rougit facilement. Il a vu pour la première fois des femmes à 17 ans, mais il a eu peu de rapports avec elles, car il redoute les affections vénériennes.

Il n'a pas de maux de tête, la lecture ne le fatigue pas. La face est asymétrique, la voûte palatine en carène et les cheveux plantés en épis.

Les réflexes rotuliens sont un peu exagérés. Les réflexes buccaux sont normaux. Pas de troubles oculaires.

Les organes urinaires sont aujourd'hui complètement sains, sauf un peu de spasme de la région membraneuse. Il n'y a pas trace d'uréthrite postérieure. La vessie tient facilement 300 grammes de liquide. Rien à la prostate.

Le malade fait remonter ses accidents actuels aux efforts qu'il a faits pendant sa cystite pour retenir ses envies d'uriner.

La pollakiurie qu'il présentait à cette époque s'amenda beaucoup pendant ses orchites, qui, probablement, l'ont un moment distrait de ses préoccupations vésicales, mais elle reparut avec une intensité qui en fit une véritable obsession pour le malade après la guérison de sa chaudepisse.

Ses envies d'uriner sont très fréquentes. Si le malade s'écoutait, il pisserait toutes les demi-heures.

Entre les mictions, il éprouve continuellement une envie sourde et agaçante d'uriner.

Le matin, la miction est facile, mais ensuite elle est très lente à se produire, « la verge se contracte sur elle-même », et quand le malade est parvenu à pisser, il a aussi envie qu'auparavant. Plus il se retient, plus l'urine est longue à venir, et plus les envies sont fréquentes ensuite.

Quel que soit le nombre des mictions diurnes, le malade dort toute la nuit sans jamais se réveiller.

Quand il a un travail forcé et très pressé, il ne songe plus à uriner, et alors même qu'il se précipitait vers l'urinoir au moment où ce travail lui arrivait, il est très étonné au bout de deux heures d'avoir complètement oublié son envie d'uriner.

Quand il est oisif, le dimanche par exemple, il pisse encore plus souvent que d'habitude.

Bien que ce malade se porte très bien, il est très affecté par ses troubles urinaires.

OBSERVATION X (Personnelle).

Pollakiurie de naissance, chez un homme de 31 ans, exagérée par une blennorrhagie récente.

Th., 31 ans, a uriné au lit jusqu'à l'âge de 3 ans. Depuis, il s'est toujours levé au moins une fois par nuit pour uriner. Quand il se retient et qu'il se rendort, il se réveille rapidement en ressentant de vives douleurs. Dans la journée, il urine au moins toutes les deux heures.

Il a contracté la blennorrhagie en mai 1888. Il n'y a guère que trois mois qu'il en est complètement guéri. Depuis cet accident, les mictions ont encore augmenté de fréquence. Il urine maintenant quinze fois par jour, en moyenne, et il se lève trois à quatre fois par nuit.

C. — Caractères de la pollakiurie psychopathique.

La pollakiurie psychopathique présente des caractères tellement spéciaux qu'il est impossible de la confondre avec la pollakiurie des maladies à lésions de la vessie : « Il est facile, dit M. Guyon (1), de ne pas confondre ces névropathes avec les cystiques, car ils rendent à la fois une assez grande quantité d'urine, et ce liquide est limpide et aqueux, exempt de tout mélange dû à des secrétions de la muqueuse vésicale. »

Le signe capital de cette affection, c'est que ceux qui en sont porteurs reçoivent facilement dans leur vessie une injection de 300 grammes de liquide, alors qu'en temps ordinaire ils

1. Guyon, *Cliniques*, 1885, p. 27.

urinent toutes les heures une centaine de grammes d'urine. En d'autres termes, leur capacité vésicale est absolument normale, malgré leur pollakiurie ; tandis que, chez les cystiques, la capacité vésicale à l'injection est égale à la capacité vésicale au moment de la miction.

La possibilité d'injecter deux seringues de 150 grammes chacune, sans provoquer l'envie de pisser, dans la vessie d'un individu qui pisse toutes les demi-heures quelques gouttes d'urine, est un signe formel de pollakiurie psychopathique.

Ce même symptôme se manifeste naturellement pendant le sommeil de ces malades. Aussitôt qu'ils sont endormis, leur vessie s'endort aussi et la pollakiurie disparaît. Ces mêmes individus, qui urinaient toutes les heures pendant la journée, passent facilement huit heures de nuit sans se réveiller et sans uriner. Ainsi S... (obs. XIII, page 51), pisse soixante à quatre-vingts fois par jour, et il ne se lève pas une fois la nuit pour uriner.

Ultzmann (1) avait noté ce symptôme ; il a même observé que, pendant les insomnies nocturnes, la pollakiurie reparaît, ce qui prouve une fois de plus que la fréquence des mictions n'existe qu'alors que l'activité psychique est en jeu.

Un autre caractère que nous avons souvent observé dans la pollakiurie psychopathique, c'est qu'elle disparaît complètement pendant les heures de travail assidu, qui font oublier pour un instant au malade ses préoccupations urinaires.

Un de nos malades, B..., dont on a lu l'observation, page 45, pisse toutes les demi-heures pendant le jour sans jamais se lever pendant la nuit ; il nous a raconté qu'un jour il se précipitait vers les water-closets avec une envie d'uriner terrible, quand son patron l'arrêta au passage et lui donna à faire un travail pressé. Deux heures après notre malade finissait ce travail, sans s'être aperçu un seul instant qu'il venait de brûler une envie d'uriner impérieuse.

1. Ultzmann, *loc. cit.*

Le malade dont nous parlions plus haut, S... (obs. XIII, page 51) note parfaitement que sa pollakiurie disparaît pendant ses heures d'occupation assidue et qu'il n'obéit souvent pas à des envies d'uriner qui, une fois passées, ne reparaissent qu'à la fin de son travail.

Le malade dont l'observation est rapportée ci-après est très curieux. Il est fils d'épileptique et le début de sa pollakiurie reste obscur ; cette pollakiurie est typique, elle ne se produit que dans le jour et encore pendant les heures d'oisiveté. Quand ce malade vient à la consultation, son esprit, perpétuellement dirigé vers les idées de miction et d'urèthre, entretient sa vessie en contraction perpétuelle et, dans ces conditions, il urinerait volontiers toutes les cinq minutes.

OBSERVATION XI (Personnelle).

Psychopathie urinaire, pollakiurie, chez un homme de 35 ans, fils d'épileptique.

Père.	Mère.
Rien.	Epileptique.

V..., pollakiurique.

Ce malade, V..., 35 ans, journalier, a eu une chaudepisse à 21 ans, et un écoulement insignifiant à 29 ans. Ces deux accidents n'ont eu aucune suite.

Depuis deux mois, il s'aperçoit qu'il urine plus fréquemment que d'habitude. Il pisse toutes les demi-heures dans la journée, tandis que la nuit il ne se lève jamais pour uriner. A la fin de la miction, il éprouve une petite douleur au bout de la verge. Il part le matin pour aller à son atelier, et pendant le court trajet qu'il fait pour y arriver, il est forcé d'uriner au moins trois fois. Quand il a entamé son travail, il urine beaucoup moins souvent. Au contraire, quand il vient à la consultation de Necker, les envies d'uriner deviennent si fréquentes qu'il pisserait volontiers toutes les cinq minutes.

Ce malade est d'une sensibilité inouïe, il pousse des cris dès qu'on approche la sonde de son méat. Le canal est normal. La vessie accepte 300 grammes de liquide. Rien à la prostate, aux reins, ni aux testicules

Les quatre observations suivantes représentent des pollakiuriques dont les caractères ont déjà été cités plus haut.

Le premier, F... (obs. XII) est remarquable en ce qu'il est un pollakiurique à début précoce sans incontinence nocturne.

OBSERVATION XII (Personnelle).

Psychopathie urinaire chez un jeune homme de 24 ans.

F..., 24 ans, tapissier, ne présente pas d'antécédents héréditaires bien nets.

Il n'a jamais pissé au lit, mais, depuis son enfance, il souffre de troubles urinaires variés. Il s'est toujours levé une à deux fois par nuit. Il a toujours été absolument incapable de pisser en public, et même, étant seul, il éprouve de grandes difficultés à uriner quand il s'est trop retenu.

A 16 ans, il a commencé à avoir des rapports sexuels, il fournissait alors un coït par jour. Il ne se masturbait pas.

A 20 ans, bien qu'il n'eût jamais contracté la blennorrhagie, il vit ses accidents augmenter d'intensité. Il avait des envies d'uriner fréquentes. Ces envies étaient souvent illusoires. Il se levait trois à quatre fois par nuit. En même temps, il commença à éprouver, dans le ventre, des chaleurs exagérées par l'envie d'uriner. Il remarqua également que, quand il se penchait en arrière, il éprouvait une petite douleur aiguë lancinante au-dessous de l'ombilic.

A 22 ans, il alla consulter un médecin qui, croyant avoir affaire à une cystite, lui recommanda de se faire des lavages de la vessie à l'eau de guimauve. Il suivit ce régime sans aucune amélioration pendant deux ans.

Il se présente à la consultation le 15 octobre 1889 : sa pollakiurie persiste toujours. Il se lève deux à trois fois par nuit. Il éprouve toujours de vagues douleurs dans le bas-ventre. Ces douleurs sont exagérées, quand il va en voiture : « Son urine bat dans sa vessie. »

L'examen direct nous montre que la vessie est absolument saine; elle ne contient pas de calculs, elle se laisse distendre sans douleurs; les urines sont normales.

Le canal est libre, mais la portion membraneuse est très sensible et se contracture devant l'explorateur. Il est nécessaire d'employer un gros béniqué pour vaincre sa résistance.

Les réflexes patellaires sont un peu exagérés. Les réflexes buccaux sont normaux. Pas de signe appréciable de neurasthénie.

OBSERVATION XIII (Personnelle).

Pollakiurie diurne et spasme uréthral chez un psychopathe de 53 ans.

S..., 53 ans, n'a pas d'antécédents héréditaires importants. Il a contracté la chaudepisse à 18 ans. Cette affection ne laissa aucune suite. Néanmoins il conserva une terreur profonde pour cette maladie, et il vit très peu de femmes jusqu'à l'âge de 30 ans. De 15 ans à 30 ans, il s'est masturbé avec frénésie, en moyenne deux à trois fois par jour.

A 30 ans, il commença à éprouver des douleurs de reins et à avoir des mictions plus fréquentes. Il s'inquiéta et cessa de se masturber. Les troubles urinaires s'aggravèrent néanmoins, et, au bout de cinq ans, il présentait exactement l'état où nous le voyons aujourd'hui.

Il a une grande peine à pisser, il est forcé de pousser pendant longtemps pour entamer la miction. Quand il va à la selle, il pisse en deux fois, car il ne peut vider sa vessie pendant la défécation.

Il pisse soixante à quatre-vingt fois par jour, et, au contraire, il n'est jamais forcé de se lever la nuit pour uriner. Il se couche avec l'envie de pisser, mais il s'endort et ne se réveille plus jusqu'au lendemain matin. Quand il est très occupé à son travail, il pisse beaucoup moins que d'habitude, il peut ainsi, par une distraction puissante, passer des envies de pisser qui ne reviennent plus.

En général, il n'éprouve pas de grandes douleurs; il se plaint seulement d'une sensation de « poussement » entre les jambes. Il nous énumère en outre une série de troubles variés de tous ses organes. Il a mal aux yeux, à la gorge, etc. Toutes ces affections proviennent pour lui de ses anciennes habitudes de masturbation.

L'examen direct de ce malade nous montre que ses organes sont absolument sains. Sa vessie, qui se vide si souvent pendant la journée, tient facilement 300 grammes de liquide. Elle n'est nullement douloureuse à la pression. L'urèthre et la prostate sont dans un état normal.

La portion membraneuse est d'une grande sensibilité et se contracte violemment devant l'explorateur.

On détermine l'envie de pisser en la comprimant contre le pubis avec le doigt introduit dans le rectum. Une fois la vessie évacuée, l'envie de pisser persiste à cause de la présence de la sonde dans l'urèthre.

Les urines sont absolument normales.

Nous soumettons ce malade aux instillations de cocaïne et au passage répété de gros béniqués. A la suite de ce traitement, il pisse aussi souvent que par le passé, mais sans effort. Nous avons donc surtout agi sur le spasme.

OBSERVATION XIV (Personnelle).

Psychopathie urinaire caractérisée surtout par le spasme de la région membraneuse et la pollakiurie chez un neurasthénique.

Père	Mère
Buveur, très impressionnable.	Rien.
Ch..., **psychopathe urinaire**, neurasthénique.	Frère, aliéné.

Ch..., 28 ans, n'a jamais pissé au lit étant jeune. Il s'est toujours bien porté jusqu'à l'âge de 26 ans. Néanmoins, depuis l'âge de 20 ans, quoiqu'il n'ait jamais eu la chaudepisse, il a pris l'habitude de se lever une fois par nuit pour uriner, entre 1 heure et 2 heures du matin. De 25 à 26 ans et demi, il se soumit à un travail de tête exagéré, qui ne tarda pas à faire de lui un neurasthénique grave. Il éprouve depuis cette époque de violents maux de tête, à maximum occipital. Il ne peut suivre une lecture pendant plus d'une heure. Ses yeux se brouillent et il oublie absolument les phrases qu'il vient de lire. De temps à autre, il éprouve des douleurs au niveau du sacrum.

Il est timide, triste. Il n'a vu des femmes qu'à partir de 22 ans.

Les réflexes rotuliens et buccaux sont normaux. La voûte palatine est plus qu'ogivale: elle est tellement profonde et étroite qu'elle n'admet pas à son sommet le bout du petit doigt.

Les yeux sont un peu saillants. Pas de troubles oculaires, sauf l'amblyopie, pendant le travail de tête.

L'examen des organes urinaires nous les montre absolument sains. Jamais d'hématurie. Urines très claires. Rien à la vessie, ni au canal, ni à la prostate, ni aux reins.

Le malade se plaint que, depuis dix-huit mois, ses mictions sont devenues très pénibles et très fréquentes. Au lieu de ne se lever qu'une fois par nuit, comme autrefois, il se lève quatre fois pour uriner.

Il passe sept à huit minutes, quelquefois un quart d'heure, quelquefois même une demi-heure, à faire des efforts violents pour entamer la miction. Le jour il urine tantôt normalement, tantôt avec autant de difficulté que pendant la nuit.

Quand il a beaucoup marché, il urine bien plus facilement.

OBSERVATION XV (Personnelle).

Pollakiurie psychopathique chez un homme de 46 ans.

Père	Mère
+ hémorrhagie cérébrale.	Très nerveuse, ancienne hystérique.

D..., psychopathe, pollakiurique.

Un enfant, incontinent nocturne.

D..., Auguste, 46 ans, employé, ne présente comme antécédent vénérien qu'une blennorrhogie sans conséquences contractée à l'âge de 19 ans.

Depuis sept à huit ans, il éprouve très fréquemment, sans cause apparente, au périnée une pesanteur qui s'étend de l'anus à toute la verge. En même temps, la fréquence des mictions augmente. Il pisse toutes les heures pendant le jour, et il est forcé de se lever trois à quatre fois par nuit.

L'examen direct montre que les organes génito-urinaires sont absolument sains. La portion membraneuse est très sensible.

§ 6. — Ce qu'il faut penser du semblant de parésie vésicale que l'on observe souvent en sondant les psychopathes urinaires.

Il arrive très fréquemment qu'en sondant beaucoup d'individus, et les psychopathes urinaires, en particulier, on constate de la parésie vésicale : l'urine, ou l'eau injectée dans la vessie, sort mollement de la sonde. La vessie semble n'avoir aucun ressort, si on élève le pavillon de la sonde au-dessus du pubis, le liquide cesse de s'écouler.

On pourrait donc conclure à l'existence d'un état parétique de la vessie, mais on est bien étonné, un instant après, de constater que, quand ce même malade urine seul, il a un jet d'une force considérable, sans contracter ses parois abdominales. Il semble donc y avoir une contradiction entre ce semblant de paralysie constaté à l'exploration et la tonicité vésicale observée pendant la miction spontanée.

Voici quelle est pour nous l'explication de ce phénomène. Bien souvent quand on explore l'urèthre et la vessie d'un malade, celui-ci ignore complètement ce qu'on lui fait, le psychopathe urinaire surtout est si peu maître de lui, pendant ces explorations, qu'il ne fait aucune attention aux procédés que l'on emploie pour les faire. On peut ainsi lui remplir d'eau boriquée sa vessie, sans qu'il s'en doute le moins du monde, si toutefois on n'atteint pas le point de distension vésicale qui provoque physiologiquement l'envie d'uriner. Si on laisse l'eau boriquée s'écouler dans ces conditions, le malade ne sait pas que sa vessie se vide, sa vessie ne le sait pas non plus et ne se contracte pas : c'est ce qui produit le semblant de paralysie que nous constations. Mais si au même moment on prie le malade de regarder l'eau sortir de la sonde; il s'aperçoit qu'il urine; aussitôt sa vessie se contracte comme dans la miction spontanée, et le jet sort de la sonde avec une grande force.

Ce fait, que nous avons observé souvent, est très net dans l'observation XXXIII (page 109); il prouve que, pour se rendre un compte exact de la puissance contractile de la vessie, pendant le cathétérisme évacuateur, il faut exciter la vessie, en injectant assez d'eau pour déterminer l'envie d'uriner, et avertir le malade qu'il urine.

§ 7. — Rôle de l'attention dans les phénomènes de sensibilité vésico-uréthrale (névralgies vésico-uréthrales).

Si notre attention mal dirigée peut donner lieu à des troubles moteurs de l'appareil urinaire, elle peut également produire des troubles sensitifs de cet appareil. Ce sont ces troubles que nous allons très rapidement passer en revue.

Sans vouloir entrer dans la discussion des caractères psychologiques de la perception des sensations, il est constant que nous pouvons exagérer considérablement la sensibilité d'une partie quelconque de notre corps, en fixant longuement notre attention sur elle. Nous pouvons ainsi rendre très manifestes des sensations à peine perceptibles et même les rendre douloureuses, alors que, sans cet artifice, elles seraient demeurées insignifiantes.

Notre attention amplifie nos sensations en les isolant et en scrutant leurs moindres détails. C'est ce qui arrive aux individus dont la pensée est perpétuellement braquée sur un de leurs organes, ils finissent par y reconnaître les phénomènes sensitifs et douloureux les plus bizarres.

Le psychopathe urinaire, qui ne veut négliger aucun moyen de mieux connaître sa maladie, « étudie à la loupe tout ce qui, dans son urèthre, peut donner lieu à une sensation » (Guyon) (1).

Les phénomènes de sensibilité les plus normaux des organes génito-urinaires deviennent pour lui des symptômes morbides de la plus haute importance. La sensation légèrement pénible de l'érection matinale, le sentiment de plénitude et de pesanteur qui accompagne la réplétion de la vessie, les sensations insignifiantes que peut, de temps à autre, lui procurer son urèthre, deviennent pour lui des douleurs sourdes, des tiraillements, des pesanteurs, des chaleurs, et même de véritables névralgies.

Pour peu qu'il présente un point réellement douloureux, névralgique ou autre, à la verge, ou dans la portion profonde de l'urèthre, dans le cas de blennorrhagie chronique, par exemple, la riche synonymie française devient à peine suffisante pour exprimer ses tortures : le fer rouge, l'eau bouil-

1. Guyon, *Clinique* non publiée, 1889.

lante, la lancette, les tenailles, les morsures de différents animaux sont pour lui des termes de comparaison bien anodins, pour rendre compte de ses souffrances.

Ces malades localisent toujours le maximum de leurs douleurs au niveau de la région périnéale. Ce point correspond à la portion membraneuse de l'urèthre, il est facile de le constater directement par l'exploration du canal, que cette exploration soit faite avec la boule de l'explorateur (Guyon) (1), ou qu'elle soit faite en comprimant contre le pubis la portion membraneuse, à l'aide du doigt introduit dans le rectum (Guyon) (2).

Ce symptôme est général chez tous les psychopathes urinaires, ils en font naturellement une douleur prostatique.

Cette hyperesthésie de la portion membraneuse coïncide avec un état de spasme plus ou moins complet des muscles qui entourent cette région, aussi s'exagère-t-elle beaucoup quand ces muscles entrent en jeu, quand, par exemple, la vessie est pleine et que le malade cherche à se retenir. C'est là la cause principale qui rend impérieuses les envies d'uriner des psychopathes. Assez souvent cette hyperesthésie de la portion membraneuse se complique d'une hyperesthésie générale de toute la muqueuse uréthrale, hyperesthésie si intense, qu'il est impossible d'introduire une sonde dans le méat, sans faire pousser de véritables hurlements au malade. (Voyez obs. XI, page 49, et obs. XXIX, page 101.)

Cette hyperesthésie est-elle bien réelle ? Nous ne le pensons pas : en effet ces malades ne présentent en aucun autre point du corps une exagération semblable de la sensibilité. Ils ont plutôt un certain degré de diminution de la sensibilité normale des muqueuses : ce qu'il est facile de constater au niveau du pharynx. La muqueuse rectale même, chez eux, ne participe pas à cette hyperesthésie.

1. Guyon, *Cliniques*, 1888, p. 682.
2. Guyon, *Archives de Physiologie*, 1889.

Il est plus logique d'admettre que ces malades arrivent, par la concentration très active de leur attention, par l'examen minutieux de tout ce qu'ils éprouvent au niveau de leur urèthre, à exagérer considérablement l'importance de la sensation pénible que cause chez tout individu le passage d'une sonde.

Nous avons donc plutôt affaire dans ce cas à de *la sensiblerie uréthrale* qu'à une véritable hyperesthésie.

Les phénomènes douloureux que présentent ces malades ne se localisent pas à l'urèthre. Ils s'étendent très souvent à la vessie sous forme d'une douleur pubienne ou légèrement sus-pubienne.

L'observation suivante offre un bel exemple de névralgie vésicale.

OBSERVATION XVI (Personnelle).

Névralgie vésicale et pollakiurie chez un psychopathe hypochondriaque.

P..., 40 ans, est un homme très robuste; son père et sa mère vivent encore et sont bien portants; ils sont tous deux très vifs, très emportés, très impressionnables. On ne trouve aucun autre antécédent névropathique dans sa famille.

Il est sombre, triste, timide, il n'a jamais osé avoir des rapports sexuels, à cause de la crainte qu'il a des maladies vénériennes. Il s'est beaucoup masturbé jusqu'à l'âge de 20 ans. Il continue encore aujourd'hui plus modérément, à raison de deux fois par semaine. Il prétend que, du reste, il n'est nullement porté pour les femmes.

Le début de ses accidents actuels remonte à trois ans. Une après-midi, sans cause apparente, sans aucun excès préalable, il fut subitement atteint de rétention. Cet accident fut de courte durée, mais il se reproduisit un mois après. Depuis ce moment, son urèthre est devenu l'objet de ses préoccupations constantes.

Il urine très fréquemment, mais d'une manière très variable. Il se lève de deux à huit fois par nuit pour uriner.

Le début de la miction est pénible et lent à se produire.

Il éprouve, au niveau du pubis, une douleur continue, avec exacerbation de temps à autre. Il dépeint cette douleur par les termes les plus imagés : « Il souffre à en pleurer, à en pousser des cris, à se rouler par terre ; la fièvre lui sort par la verge. »

L'examen direct nous montre qu'il existe une sensibilité un peu exagérée de la portion membraneuse. L'urèthre est, à part cela, absolument normal ; la prostate est saine. La vessie se laisse distendre sans aucune douleur ; elle n'est pas sensible à la pression. Les reins sont en bon état. Les réflexes rotuliens sont normaux. Il existe un léger degré d'anesthésiepharyngée.

Souvent enfin ces douleurs s'irradient à grandes distances, le long de la face antérieure des cuisses, dans les reins, les testicules et l'anus.

Il faut se garder de confondre ces douleurs avec les crises vésicales de la période préataxique du tabès. Nous reprendrons cette question au chapitre du diagnostic ; contentons-nous ici de rappeler les principaux caractères dictinctifs des douleurs psychopathiques, si bien résumées dans la définition suivante qu'en a donnée notre excellent collègue Hartmann (1) :

« Le trait caractéristique de ces douleurs est leur inconstance et la variété de leurs manifestations. Présentes un jour, absentes le lendemain, elles sont vives à un moment, légères à un autre, sans qu'on puisse savoir la raison de ces modifications. » La raison de ces modifications tient précisément à ce que ces malades ne prêtent pas toujours à leur mal la même attention. Il suffit qu'ils se distraient un instant en causant, en travaillant ou en jouant aux échecs, comme J.-J. Rousseau, pour qu'ils voient aussitôt leurs souffrances s'évanouir.

1. Hartmann, *Mémoire sur les douleurs vésicales*, 1889.

CHAPITRE III

DU ROLE DES RÊVES DE MICTION DANS LA POLLAKIURIE NOCTURNE

Nos rêves peuvent avoir sur les phénomènes de la miction la même influence que les pensées de la veille.

Pendant la nuit, comme pendant le jour, notre cerveau et notre vessie peuvent s'impressionner réciproquement : si le cerveau hanté par des préoccupations urinaires se lance dans des rêves vésicaux, aussitôt la vessie incitée se contracte. Si la sensation de besoin d'uriner ainsi produite est suffisante pour réveiller le patient, et si elle se reproduit plusieurs fois par nuit, nous aurons affaire à la *pollakiurie nocturne simple*. Si, au contraire, cette sensation est insuffisante pour secouer l'engourdissement du dormeur, celui-ci continue son rêve, il se croit dans un urinoir, il croit tenir son vase de nuit et bientôt il urine copieusement dans son lit, par un phénomène absolument analogue à celui de la pollution nocturne à la suite d'un rêve érotique : c'est ce que nous appelons l'*incontinence nocturne d'origine psychique*.

§ 1. — **Pollakiurie nocturne simple.**

La pollakiurie nocturne simple ne présente rien de bien particulier, elle ressemble absolument à la pollakiurie diurne ; comme elle, elle est produite par les préoccupations mictionnelles et les rêves se rapportant à la vessie ; comme elle, elle est entretenue par de mauvaises habitudes qui, une fois prises, se perdent bien difficilement ; c'est pourquoi elle se perpétue souvent pendant de longues années, quelquefois même indéfiniment, malgré la disparition complète de la cause qui l'a occasionnée.

Comme la pollakiurie diurne, elle présente deux variétés : elle est précoce ou tardive.

Quand elle est précoce, elle force les malades, depuis leur plus tendre enfance, à se lever plusieurs fois par nuit pour uriner. F... (obs. XII, page 50), M... (obs. XXX, page 102), et M... (obs. XXXV, page 113) se sont toujours levés deux à trois fois par nuit pour pisser.

Quand elle est tardive, elle succède le plus souvent à l'incontinence nocturne, c'est même le procédé de guérison le plus fréquent de cette dernière affection.

Th... (obs. X, page 47) a pissé au lit jusqu'à 3 ans; depuis ce moment jusqu'à l'époque actuelle (il a 31 ans), il s'est toujours levé au moins deux fois par nuit ; depuis qu'il a contracté la chaudepisse en mai 1888, ses mictions sont devenues encore plus fréquentes, il se lève trois ou quatre fois par nuit.

D... (obs. I, page 17) a pissé au lit jusqu'à 11 ans ; une fois guéri de son incontinence, il s'est levé trois fois par nuit jusqu'à 18 ans et une fois par nuit jusqu'à 42 ans.

R... (obs. VIII, page 41), guéri à 16 ans et demi de son incontinence, se lève depuis trois fois par nuit, il a aujourd'hui près de 19 ans.

D'autres fois enfin, plus rarement, il est vrai, elle se produit chez des individus qui n'ont jamais eu d'incontinence, mais qu'une blennorrhagie ou des excès de masturbation ont transformés en préoccupés vésicaux. C'est le cas de P... (observ. XXXIII, page 109), qui pisse quatre à cinq fois par nuit depuis la guérison de sa chaudepisse, et de Ch... (obs. XIV, page 52) qui sans avoir eu de blennorrhagie se mit à pisser une fois par nuit de 20 ans à 26 ans et qui depuis cette époque se lève quatre fois par nuit.

La pollakiurie nocturne simple se comporte donc absolument comme la pollakiurie diurne qu'elle accompagne le plus souvent. Nous ne nous attarderons donc pas à son étude, car elle ne présente plus rien de nouveau pour nous, et nous passerons immédiatement à celle de l'incontinence nocturne dont l'interprétation est beaucoup plus obscure.

§ 2. — Incontinence nocturne d'urine, d'origine psychique.

L'incontinence nocturne d'urine, ou, pour mieux dire, la miction involontaire nocturne chez les enfants et chez les jeunes gens a été l'objet d'un très grand nombre de travaux, sans que leurs auteurs soient arrivés à se mettre entièrement d'accord. Cette lutte, qui dure encore, tient en grande partie à ce qu'on veut comparer des faits absolument dissemblables et trouver une formule unique s'appliquant à tous les cas d'incontinence d'urine.

Il en est de cette affection comme de tant d'autres dont on a compliqué l'étude, en ne voulant pas reconnaître qu'elles peuvent résulter de causes très diverses, tout en se présentant grossièrement sous le même aspect symptomatique.

Nous ne répéterons pas l'historique de cette question qui a déjà été fait tant de fois et qu'on trouvera très bien résumé dans la thèse de notre excellent collègue Guinon (1).

Laissons de côté les théories chimiques (de Lawrence (2), par excès de lithates urinaires, et de Ziem (3), par accumulation d'acide carbonique dans le sang, dans l'hypertrophie amygdalienne.

Quant aux théories psychologiques de J.-L. Petit, qui ren-

1. Guinon, *De l'incontinence nocturne des enfants*, th., Paris, 1889.
2. Lawrence, *The ost. J. of Great. Brit.*, 1880, p. 210.
3. Ziem, *All. med. centr. Zeitung*, 1885.

ferment d'excellentes remarques, elles sont presque tombées dans l'oubli. Il classait ainsi qu'il suit les incontinences :

1° Incontinence des enfants paresseux à se lever pour pisser ;

2° Incontinence par sommeil si profond qu'il empêche de percevoir l'envie de pisser ;

3° Incontinence des enfants qui rêvent pisser quelque part.

La théorie basée sur la profondeur du sommeil a été admise par Valleix, et Voillemier (1).

La théorie des rêves mictionnels a été entièrement admise par Hénoch qui assimile très justement l'incontinence nocturne à la pollution nocturne.

Toutes ces théories psychologiques sont aujourd'hui presque complètement abandonnées. Seul, Thompson (2), semble y revenir un peu, en invoquant les mauvaises habitudes de miction comme cause de quelques cas d'incontinence nocturne : « C'est, dit-il, à l'occasion d'un trouble passager des fonctions urinaires, ou du système nerveux, que se déclare pour la première fois l'affection et celle-ci se continue par la seule force de l'habitude, après la disparition des causes qui l'ont provoquée. Je suis porté à admettre que telle était la seule étiologie de cette désagréable infirmité chez la plupart des enfants que j'ai examinés. »

On n'admet plus aujourd'hui que les théories physiologiques :

L'une basée sur l'irritabilité vésicale ;

L'autre basée sur l'atonie du sphincter uréthral ;

Ces deux théories sont forcément incompatibles.

Enfin, Guiuon (3), dans le travail tout récent qu'il a fait sur ce sujet, arrive à la conclusion suivante, après avoir absolu-

1. Voillemier, *Traité des voies urinaires*, tome II, p. 363.
2. Thompson, *Maladies des voies urinaires*, trad. Jamin, 1889, p. 525.
3. Guinon, *loc. cit.*

ment nié l'atonie du sphincter uréthral, qu'il n'a jamais constatée : « En temps normal, le cerveau dirige le centre médullaire de la miction et par un réflexe inconscient fait contracter le sphincter uréthral. Chez l'incontinent ce réflexe cérébral fait défaut : *le cerveau ne régit plus la moelle.* »

C'est revenir, comme on le voit, à la théorie du sommeil profond de J.-L. Petit, mais en refusant au cerveau toute part active dans la production de la miction involontaire nocturne.

Que penser de ces théories si diverses et le plus souvent absolument incompatibles ?

La réponse à cette question nous semble très simple :

L'incontinence d'urine des enfants n'est qu'un symptôme, elle ne constitue pas une affection une et toujours identique à elle-même, et il est illusoire de songer à ranger sous la même étiquette toutes les variétés qu'elle présente.

L'incontinence nocturne d'urine des enfants présente trois formes absolument distinctes à tous les égards :

1° L'incontinence nocturne des épileptiques ;

2° L'incontinence nocturne par atonie du sphincter uréthral ;

3° L'incontinence nocturne de cause psychique.

C'est cette dernière variété seule que nous nous proposons de décrire, mais nous croyons bon de définir auparavant les deux autres variétés pour mieux limiter notre sujet.

A. — Description rapide des deux premières variétés d'incontinence nocturne.

a. — *Incontinence nocturne des épileptiques.*

On se rappelle l'aphorisme de Trousseau : « Tout adulte, non porteur d'une lésion vésico-uréthrale, qui pisse au lit la nuit, sans se sentir, est un épileptique. »

D'une manière générale, cet axiome est vrai, à condition peut-être d'y ajouter : qui pisse au lit *d'une façon habituelle;* en effet, nous verrons qu'il arrive quelquefois à des adultes très bien portants de pisser exceptionnellement au lit à la suite d'un rêve de miction.

M. le professeur Guyon (1) suivait la même idée que Trousseau en disant que « chez l'adulte, l'incontinence d'urine à forme infantile est tellement rare, qu'il faut hésiter à porter ce diagnostic, ou même songer à la simulation ».

Chez l'adulte, la question est donc facile à trancher, la miction involontaire nocturne habituelle est généralement épileptique.

Le tabès ne peut entrer ici en cause, car l'incontinence nocturne qu'il produit est une incontinence goutte à goutte ou par petits jets et ne ressemble en rien à la véritable miction involontaire nocturne qui est toujours large et copieuse. Néanmoins il ne faudrait pas conclure à l'épilepsie avant d'avoir éliminé l'ataxie et les autres maladies du système nerveux : paralysie générale, démence, sénilité et les paraplégies à lésion élevée (Geffrier) (2).

Chez les enfants, le diagnostic est plus difficile, mais les symptômes suivants que Trousseau avait, en partie, formulés et qui ont été repris par M. Guyon, suffisent dans la plupart des cas pour distinguer l'incontinence d'urine épileptique ; « L'incontinence a lieu par intervalles. L'enfant se réveille avec un grand abattement, une grande fatigue, il éprouve des pesanteurs de tête et son facies est hébété; il est facile de voir qu'il a eu pendant la nuit une crise épileptique, quelquefois des morsures récentes de la langue en témoignent. » (Guyon) (3).

1. Guyon, *Cliniques*, 1885, pages 213 et 749.
2. Geffrier, th., Paris, 1884.
3. Guyon, *Cliniques*, 1885, p. 203.

b. — *Incontinence nocturne par atonie du sphincter uréthral.*

Malgré l'affirmation de L. Guinon, qui prétend ne l'avoir jamais rencontrée, nous continuons à affirmer avec M. Guyon l'existence de l'atonie du sphincter uréthral dans l'incontinence nocturne; mais il est vrai de dire que cet accident n'est pas général à tous les incontinents, comme Ultzmann (1) l'avait déjà remarqué. C'est ce qui nous a porté à faire de ces incontinents à faiblesse sphinctérienne une classe à part, distincte des incontinents à sphincter normal qui, pour nous, constituent la classe des incontinents psychopathiques.

L'atonie du sphincter uréthral est ainsi décrite par M. Guyon :

« Chez ces sujets, l'explorateur parcourt tout le canal en ne transmettant à la main qui le guide que de faibles sensations. Le sphincter uréthral se laisse traverser sans difficultés. » (Guyon) (2). « Il y a moins, chez eux, exagération de la force expulsive vésicale que faiblesse du côté de la résistance sphinctérienne. Le malade n'a pas d'épreintes comme dans la cystite, il ne peut se retenir. » (Guyon) (3).

Cette description répond à nombre de faits fort bien observés, et nous avons eu bien souvent l'occasion de la contrôler. Chez ces malades, il est presque impossible de percevoir le sphincter uréthral, même en priant le malade de chercher à le contracter. Il en résulte que ce sphincter est incapable de résister à la moindre poussée de l'urine. Au moindre effort, au moindre éclat de rire, au moindre accès de toux, l'urine s'échappe de la vessie. Cette incontinence est forcément diurne autant que nocturne, puisque la faiblesse sphinctérienne existe aussi bien le jour que la nuit.

1. Ultzmann, *loc. cit.*
2. Guyon, *Cliniques*, 1885, p. 209.
3. Guyon, *ibid.*

Cette atonie du sphincter est due, dans certains cas, à une véritable malformation uréthrale, à une petitesse congénitale des muscles ; en effet, nous l'avons vue coïncider deux fois avec l'hypospadias, une fois avec un infantilisme extraordinaire des organes génitaux externes, et une fois avec la chryptorchidie. Dans d'autres cas, probablement plus nombreux, elle doit être due à un véritable manque d'innervation causé par un trouble médullaire encore mal élucidé.

Quoi qu'il en soit, cette atonie du sphincter uréthral est pleinement justiciable de l'électricité, surtout si l'on emploie le procédé préconisé par M. le professeur Guyon, qui consiste à porter l'électrode au niveau même de la région membraneuse à l'aide d'une bougie spéciale, l'autre excitateur étant appliqué soit sur le pubis, soit sur le périnée.

L'observation suivante que nous reproduisons ici à cause de son intérêt, bien qu'elle ne rentre pas dans notre sujet, représente un type de l'incontinence d'urine par atonie du sphincter uréthral ; on pourra la joindre aux nombreuses observations publiées sur ce sujet par M. Guyon (1) et Du Souich (2).

OBSERVATION XVII (Personnelle).

Incontinence diurne et nocturne chez une jeune fille de 16 ans. Insuffisance du sphincter uréthral.

G..., 16 ans, entre à la salle Laugier le 4 juin 1889.

Père	Mère
Alcoolique, suicidé.	Très nerveuse, coléreuse.
G..., incontinente.	Frère, 11 ans, Sœur, 7 ans, n'ont jamais pissé au lit.

Cette jeune fille n'est ni hystérique, ni neurasthénique. La sensibilité générale est normale, le champ visuel est également normal. Les réflexes présentent leur intensité habituelle.

1. Guyon, *Clin.* 1885, p. 204 à 213.
2. Du Souich, th., Paris, 1877.

Comme signe de dégénérescence, nous relevons une légère asymétrie faciale et un palais en carène très accentuée; les oreilles sont grandes, détachées, le lobule est adhérent. Elle est triste, hypochondriaque, quoiqu'elle n'ait jamais été grondée pour son infirmité. Elle avoue qu'elle a souvent des idées noires. Elle n'est pas encore réglée.

Son sommeil est très rapide et très profond.

Elle a toujours perdu ses urines, le jour aussi bien que la nuit.

Les mictions involontaires nocturnes ne la réveillent jamais; le matin, elle se réveille quelquefois, quand elle se mouille. Il est impossible de savoir le nombre de ses mictions nocturnes. Elles sont très fréquentes et irrégulières; il semble à la malade qu'elle perd ses urines goutte à goutte.

Pendant la journée, elle perd également ses urines, quand elle est debout, quand elle tousse ou quand elle rit, surtout par les temps frais.

Quand elle revient des cabinets et qu'elle vient d'uriner, elle perd ses urines goutte à goutte pendant environ dix minutes, si elle ne s'assoit pas.

L'examen direct nous montre que la sensibilité de l'urèthre et de la vessie est normale, mais l'urèthre est large, et il est impossible, avec le plus gros explorateur, d'éprouver le sentiment de résistance du col.

La vessie tient 220 grammes de liquide. Ce liquide s'écoule de l'urèthre au moindre mouvement de la malade.

Elle est soumise à l'électrisation de l'urèthre par les courants interrompus et par les secousses galvaniques.

Les séances sont faites deux fois par semaine, pendant six semaines, par M. le Dr Dannion.

Une grande amélioration suit ce traitement. Les mictions nocturnes ont entièrement disparu, et les mictions involontaires diurnes consistent simplement en quelques gouttes d'urine que la malade continue à perdre en revenant des cabinets.

Elle sort, dans cet état très satisfaisant, le 27 juin 1889.

B. — Pathogénie de l'incontinence d'urine d'origine psychique.

L'incontinence d'origine psychique est essentiellement nocturne; pendant la journée, les enfants atteints de cette affection ont des envies impérieuses d'uriner, mais ils ne perdent pas leur urine, à moins qu'ils ne mettent une véritable paresse à satisfaire leur envie.

Chez eux, le sphincter uréthral est absolument normal, quelquefois même résistant au point d'empêcher de passer la boule de l'explorateur, comme chez les psychopathes adultes (obs. XXIV, page 85).

Le principal caractère qui nous frappe en examinant ces malades, c'est qu'ils sont tous des pollakiuriques. Ils pissent très fréquemment dans la journée, il n'y a donc rien d'étonnant à ce qu'ils soient forcés de pisser plusieurs fois par nuit.

Nous avons vu, en étudiant la pollakiurie psychopathique, que nombre d'enfants s'habituent ainsi à uriner plusieurs fois par nuit : ils se réveillent en sentant le besoin de pisser, ils se lèvent et ils urinent. Cette habitude peut persister indéfiniment. L'incontinent nocturne ne diffère du pollakiurique nocturne simple que parce qu'il ne se réveille pas et qu'il se satisfait dans ses draps. Malgré cette différence, ces deux catégories de malades appartiennent au même type et nous les retrouverons suivant exactement la même évolution à toutes les étapes de la psychopathie urinaire.

L'incontinent nocturne est donc avant tout un pollakiurique nocturne. S'il ne se réveille pas pour uriner la nuit, c'est simplement parce qu'il dort trop profondément.

Nous ne savons pas pourquoi cette explication si simple qui avait été donnée par J.-L. Petit, Valleix, Voillemier a déplu à la plupart des auteurs qui se sont occupés de cette question.

Tous les enfants ont le sommeil profond, disent-ils, et pourtant tous ne pissent pas au lit. Oui, mais aussi tous les enfants ne sont pas des pollakiuriques.

La profondeur du sommeil n'a jamais produit, à elle seule, l'incontinence nocturne, elle a simplement pour effet de transformer la pollakiurie nocturne en miction involontaire nocturne.

Il nous reste à étudier le mécanisme qui préside à cette transformation.

La transformation de la pollakiurie nocturne en miction involontaire nocturne se fait par l'intermédiaire d'un *rêve de miction.*

L'incontinence nocturne d'origine psychique est donc, pour nous, comme pour Hénoch, un fait absolument superposable à la pollution nocturne. Comme elle, elle se produit à l'occasion d'un rêve, comme elle, elle peut passer inaperçue du dormeur à cause de la profondeur de son sommeil. C'est ce que nous allons chercher à prouver.

Un de nos bons amis, qui n'est heureusement pas coutumier du fait, nous a raconté qu'il lui était arrivé une fois d'avoir un rêve de miction tellement saisissant, qu'il avait obéi immédiatement au besoin qui le poussait et qu'il avait, par le fait, inondé son lit d'urine. Ce n'est qu'en se sentant mouillé qu'il s'est réveillé et qu'il s'est aperçu de son erreur.

Que peut-il y avoir de plus semblable à une pollution nocturne que cet accident ?

La miction involontaire nocturne des enfants se fait exactement par le même procédé, et le mécanisme de ce phénomène est fort simple.

La pollakiurie dont ils souffrent et qu'ils entretiennent, comme nous l'avons vu, par leurs préoccupations mictionnelles, leur procure bientôt pendant leur sommeil une légère envie d'uriner. Comme leur petit cerveau n'est déjà que trop porté à s'appesantir sur les questions urinaires à cause des ennuis que leur cause leur dégoûtante infirmité, ils ne tardent pas à faire pénétrer dans leur rêve cette notion d'envie d'uriner. S'ils rêvent qu'ils se promènent à la campagne, ils se mettent en tête qu'ils vont pisser contre un arbre ; si leur rêve les laisse vaquer à leurs occupations habituelles, ils se figurent qu'ils vont pisser dans leur vase de nuit. Ils se laissent aller à satisfaire ce besoin, et ils urinent copieusement dans leur lit, tandis que leur rêve continue à se dérouler.

Bien des auteurs, et surtout J.-L. Petit, ont constaté ces rêves de miction, mais ils n'ont pas admis ce phénomène comme général.

En effet, dans bien des cas, il est impossible de le retrouver, beaucoup d'incontinents n'ayant aucun souvenir de semblables rêves.

Ce fait mérite une explication :

Si l'enfant, se sentant mouillé, se réveille aussitôt après avoir pissé au lit, le souvenir de son rêve mictionnel lui reste très présent à la mémoire ; si, au contraire, il ne se réveille que le lendemain matin, ce souvenir est entièrement perdu pour lui.

Ce fait constitue une véritable loi dans la psychologie des rêves, et Maury (1) qui a admirablement traité cette question, a maintes fois noté qu'il faut se faire réveiller brusquement, pour pouvoir se rappeler des rêves qui remplissaient notre cerveau un instant auparavant, et que, sans cette précaution, on a de grandes chances de les oublier complètement à son réveil.

La plupart des enfants ne se réveillent pas en pissant au lit et perdent ainsi pour toujours le souvenir du rêve qui avait précédé leur miction. Le seul moyen de leur faire conserver ce souvenir consiste à les forcer à se réveiller immédiatement après avoir pissé au lit. Ce moyen s'obtient aisément par le fait même du traitement de l'incontinence nocturne.

Quand on a irrité l'urèthre, soit par une exploration, soit par une séance d'électrisation, la portion membraneuse devient très sensible, si bien que la miction s'accompagne d'une sensation de cuisson assez vive pour réveiller immédiatement le malade. On retrouve ainsi le souvenir complet de rêves mictionnels qui jusque-là n'avaient laissé aucune trace dans son esprit.

Les deux observations suivantes sont de beaux exemples de

1. Maury, *Le sommeil et les rêves.*

ce phénomène que nous avons, du reste, constaté très souvent.

OBSERVATION XVIII (Personnelle).

Incontinence d'urine d'origine psychique.

Père	Mère
Incontinent jusqu'à 17 ans.	Nerveuse, névralgies.

M..., incontinent nocturne.

M..., 16 ans et demi, pâtissier, présente de l'incontinence nocturne depuis son enfance. Il pisse au lit presque toutes les nuits. Il a néanmoins, de temps à autre, d[illegible] de repos de quinze jours à un mois, surtout en été. Pendan[illegible]s sèches, il ne se lève pas pour uriner.

Il pisse au lit une à deux fois par nuit.

Son sommeil est très profond. Quand il se réveille immédiatement après la miction, il se rappelle fort bien d'avoir rêvé qu'il urinait dans une pissotière ; quand il ne se réveille pas, il ne se souvient de rien.

Il n'urine que quatre fois par jour. Il ne pourrait se retenir longtemps. Il n'a jamais eu d'incontinence diurne.

L'exploration de la portion membraneuse nous la montre assez forte, surtout quand le malade la contracte, mais évidemment moins résistante qu'à l'état normal.

OBSERVATION XIX (Personnelle).

Incontinence nocturne chez un garçon de 14 ans et demi, ancien somnambule naturel. Hérédité névropathique paternelle.

Grand'mère paternelle, 60 ans, aliénée.

Père + à 34 ans	5 oncles et tantes	Mère
a pissé au lit jusqu'à 16 ans	ont tous pissé au lit une tante hystérique et alcoolique.	Rien.

D..., incontinent, somnambule naturel.

D..., 14 ans et demi, est un enfant très nerveux, il pleure facilement.

Il a eu de très fréquentes attaques de somnambulisme nocturne. Il ne présente néanmoins aucune tare hystérique appréciable, et aucun des signes habituels de la dégénérescence.

Il a toujours pissé au lit depuis son enfance : jusqu'à l'âge de 6 à 7 ans, il mouillait quelquefois son pantalon. Cet accident ne lui arrive plus depuis.

Il ne pisse que quatre fois par jour, mais les envies sont très impérieuses.

Son sommeil est très dur. Il rêve beaucoup, mais il ne se rappelle pas avoir eu de rêves de miction. On le réveille souvent trois à quatre fois par nuit, et, malgré cela, il a encore des mictions involontaires.

A l'examen direct (21 octobre), nous trouvons un sphincter membraneux d'une résistance absolument normale, mais d'une sensibilité excessive. Aussitôt qu'on le dépasse, le malade urine avec une grande violence. Quand on retire l'explorateur, le malade peut, en contractant volontairement son sphincter, retenir très énergiquement la boule.

Le malade présente la timidité vésicale à un haut degré.

Cet examen étant pratiqué, on n'électrise pas l'enfant.

La nuit suivante, il ne pisse pas au lit : l'envie de pisser le réveille et il se lève pour uriner. L'irritation amenée par le cathétérisme du matin a suffi pour produire ce bon résultat.

Le 23 octobre, nous entreprenons de l'hypnotiser. Le sommeil est des plus faciles à obtenir. Du reste, l'enfant avoue qu'il a déjà été endormi par un magnétiseur de foire.

Je lui fais la suggestion de se réveiller la nuit suivante à minuit et à trois heures du matin, pour aller uriner.

Cette suggestion est exécutée de point en point dans la nuit du 23 au 24.

Le 24 octobre, il se réveille au moment même où il commençait à uriner; il a le temps de se lever.

Je l'hypnotise trois fois, et à chaque séance j'obtiens le réveil aux heures prescrites, mais cette action ne dure pas. N'ayant pas le loisir de répéter plus souvent les séances d'hypnotisme, je le fais électriser.

Un fait intéressant se produit à la suite de la première séance d'électricité, le 29 octobre. Après avoir pissé au lit et s'être réveillé aussitôt la miction accomplie, le malade se souvient immédiatement d'avoir rêvé qu'il pissait dans son pot, ce qui ne lui était jamais arrivé auparavant.

Le malade remarque que, les jours où on l'électrise, les envies de pisser sont plus fréquentes et plus impérieuses, et que la miction est légèrement douloureuse. Il se réveille la nuit en sentant le besoin d'uriner, mais quelquefois, quand il se réveille, la miction involontaire est déjà presque terminée.

Le malade étant forcé de quitter Paris, le résultat reste incomplet.

La miction involontaire nocturne est donc pour nous absolument comparable à la pollution nocturne.

La pollution nocturne accompagne toujours un rêve érotique. Chez les individus très continents, la réplétion des vésicules séminales et l'ardeur génésique provoquent pendant la nuit ce rêve érotique et la pollution qui en est la conséquence ; mais, chez beaucoup d'individus, le rêve érotique, par suite de mauvaises habitudes prises, est primitif, et c'est lui qui condamne le patient à une pollution spermatique dont il n'avait nullement besoin ; c'est ce qui fait croire aux malheureux qui sont atteints de cette affection qu'ils sont d'une puissance extraordinaire, bien que tout, dans leur habitus extérieur démente cette hypothèse. Leur imagination seule est puissante et elle entraîne à la ruine leur misérable organisme.

De même, la miction involontaire nocturne n'est pas produite par l'abondance de l'urine, elle est due à un rêve mictionnel primitif auquel la vessie ne fait qu'obéir à contre-cœur.

Le rêve érotique qui précède la pollution nocturne ne reste fixé dans le souvenir du patient qu'à la condition que celui-ci se réveille immédiatement après l'éjaculation, sinon il est entièrement oublié. Il en est de même pour le rêve qui précède la miction involontaire nocturne.

On voit, d'après ce qui précède, que nous sommes complètement en désaccord avec Louis Guinon (1) dont la conclusion déjà rapportée plus haut est la suivante :

« Chez l'incontinent, le réflexe cérébral qui normalement

1. Louis Guinon, *loc. cit.*

dirige le centre médullaire de la miction fait défaut. Le cerveau ne régit plus la moelle. »

Nous ne pouvons partager cette opinion qui rend le cerveau passif dans l'incontinence d'urine. L. Guinon croit que, parce que le sommeil est très profond, le cerveau devient inactif. Il n'en est rien. L'enfant rêve, quelle que soit la profondeur de son sommeil. Ces rêves ne restent pas fixés dans sa mémoire, mais ils n'en existent pas moins. Nous avons déjà prouvé ailleurs comment, par l'hypnotisme, il est possible de retrouver, parmi les souvenirs éteints de l'état de veille, la mémoire précise et complète de tous les rêves oubliés du sommeil naturel et même du sommeil chloroformique (1).

Même dans son repos, le cerveau travaille ; il faudrait arriver à un sommeil extrêmement profond, soit dans le sommeil naturel, soit dans le sommeil chloroformique, pour annihiler complètement le travail psychique du cerveau, et alors la miction involontaire ne se produirait plus.

En résumé, pour nous, le cerveau est toujours actif dans l'incontinence nocturne d'urine, c'est lui et non la moelle qui fait pisser au lit le malade. Il est souvent difficile de retrouver la trace de ce travail psychique, mais il n'en existe pas moins, comme le prouvent les cas que nous avons rapportés plus haut. Nous concluons donc :

La miction involontaire nocturne des enfants qui ne présentent ni épilepsie, ni atonie du sphincter uréthral, est de cause purement psychique.

Elle est la conséquence naturelle de la pollakiurie que présentent ces malades.

Elle se produit, grâce à la profondeur de leur sommeil, à la suite d'un rêve qui leur fait croire qu'ils urinent dans un vase de nuit ou dans un urinoir.

Ce rêve ne peut être retrouvé dans les souvenirs de l'enfant

1. J. Janet, *Comm. à la Soc. de psychol. physiol.* in *Bull. méd.*, 1888, et *Revue scientifique*, 1888.

qu'à la condition que celui-ci se soit réveillé immédiatement après l'émission de l'urine.

C — Traitement de l'incontinence nocturne.

Le traitement de l'incontinence nocturne est tellement spécial que nous ne pouvons le séparer de l'étude de cette affection.

Nous n'avons pas à parler de la thérapeutique de l'incontinence épileptique et de l'incontinence par atonie du sphincter; nous rappelons seulement, pour mémoire, que la première résiste à peu près à tous les moyens de traitement local; mais, qu'au contraire, la seconde est absolument justiciable de l'électrisation, comme toutes les parésies musculaires. M. le professeur Guyon a obtenu, par son procédé spécial d'électrisation, un grand nombre de guérisons définitives dans les cas de ce genre, et tout récemment M. Dannion, qui est si versé dans tout ce qui touche à l'électrothérapie, a obtenu de très beaux résultats sur des malades de ce genre que M. Guyon lui avait confiés, et dont nous avions presque désespéré. Ses recherches sur ce sujet seront publiées et nous ne voulons pas les déflorer.

Le traitement qui nous intéresse surtout ici est celui de l'incontinence nocturne psychopathique.

Un premier fait qui nous frappe dans cette étude, c'est qu'il semble que tous les moyens soient bons contre cette affection. La belladone (1), la strychnine (2), le chloral (3), l'antipyrine (4), la teinture de Rhus (5), le bromure de potas-

1. Trousseau, *Clin. Hôtel-Dieu*, 4e éd., tome II, p. 787.
2. Id., *ibid.*
3. Vecchetti, *Lancette belge*, 1878.
4. Perret et Devic, *Province médicale*, 8 juin 1889, p. 271.
5. Descroizilles, *Rev. gén. de clin. et de thérap.*, 1889, p. 237.

sium (1), le seigle ergoté, la suggestion hypnotique (2) et enfin l'électrisation par les courants induits, sans oublier les moyens qui consistent simplement à irriter l'urèthre.

Il est bien difficile, quelque élastiques que soient les propriétés de nos médicaments, de trouver une action commune à un pareil arsenal thérapeutique. Il faut bien admettre que la plupart de ces remèdes, quand ils agissent, ont plutôt une action suggestive que réellement physiologique. Néanmoins il est un de ces procédés qui trompe rarement : c'est l'électrisation par les courants induits; c'est celui auquel M. le professeur Guyon s'est arrêté depuis longtemps et dont il a toujours obtenu de très bons résultats. Il semblerait, au premier abord, que l'électrisation devrait être inutile dans ces cas où le sphincter uréthral présente une tonicité normale. Il n'en est rien pourtant, son action est au contraire très puissante chez les incontinents nocturnes psychopathes, tellement puissante même, qu'elle les guérit souvent en une seule séance. C'est cette action thérapeutique que nous désirons élucider actuellement.

Un fait très important doit nous frapper dans la thérapeutique de l'incontinence nocturne par les agents locaux, c'est le bon résultat que l'on obtient par l'irritation simple de la muqueuse uréthrale.

On trouvera rapportées dans la thèse de Du Souich (3) les observations de deux malades atteints d'incontinence nocturne qui se trouvèrent très améliorés, le premier, par un simple cathétérisme; le second, par une exploration faite en vue de rechercher un calcul dans sa vessie.

Notre observation XIX (page 71), nous montre un incontinent qui se trouve presque aussi bien d'une simple exploration uréthrale que d'une séance d'électricité.

1. Richards, *Combination of brom. de potass. with belladona for Enuresis. Brit. med. Jornal*, London, 1889, p. 1404. — Black, *id.*, p. 1463.
2. Liebault, *Revue de l'hypnotisme*, 1887, p. 71. — Bérillon, *id.*, 1888, p. 176. — L. Guinon, *loc. cit.*
3. Du Souich, th., Paris, 1877.

Cette légère irritation de l'urèthre a même été érigée en procédé de choix par un grand nombre d'auteurs.

Goulard, Baudeloque, Mondière, Nélaton, J.-E. Clark (1), introduisaient dans l'urèthre un catheter cinq à six fois par jour tous les deux à trois jours. Ils obtenaient ainsi de très bons résultats; mais ils ont aussi remarqué que cette action ne se maintenait pas et que l'incontinence ne tardait pas à se reproduire jusqu'à ce que l'on reprît le même traitement.

D'autres auteurs ont recours à une excitation plus sérieuse du canal de l'urèthre.

Lallemand (2) préconisait la cautérisation du col vésical.

Samuel Lair (3) préfère l'irritation du sphincter à l'aide de la teinture de cantharides.

Demaux et Thompson, la cautérisation du sphincter et de l'urèthre postérieur au nitrate d'argent.

Chambers (4), la cautérisation du méat chez les petites filles.

Raynaud, la cautérisation de l'urèthre avec une bougie de cire roulée dans l'acide azotique.

Il est facile de se rendre compte de la façon dont agissent ces irritations diverses de la muqueuse uréthrale. Tout individu que l'on sonde le matin avec une bougie enduite d'huile phéniquée éprouve, au moins pendant toute la journée, une cuisson assez vive du canal, et des envies de pisser plus impérieuses que de coutume.

Ce fait se produit naturellement chez les incontinents que l'on explore ; à plus forte raison, se produira-t-il si l'on charge la sonde d'un agent encore plus caustique que l'huile phéniquée. Pendant toute la journée leurs envies de pisser sont encore plus impérieuses que d'habitude et leur pollakiurie se trouve aggravée.

1. J.-E. Clark, *The Treatment of incontinence of urine in children by the Sound. Arch. Ped.*, Philad., 1889, p. 161.
2. Lallemand, *Gaz. des hôpitaux*, janvier 1851.
3. Samuel Lair, *Arch. de méd.*, tome XII, 2e série.
4. Chambers, *The Lancet*, 1849.

Pendant la nuit, leur urèthre reste encore si sensible, que la moindre goutte d'urine qui y pénètre leur cause une douleur assez vive pour les réveiller immédiatement.

Ils ont, par conséquent, le temps de se lever et d'uriner dans leur vase. Ce phénomène se reproduit aussi souvent dans la nuit que se seraient reproduites les mictions involontaires.

L'incontinence nocturne se trouve ainsi transformée en pollakiurie nocturne simple.

Un fait absolument semblable se produit dans les fièvres graves où l'urine est peu abondante et cuisante pour le canal et où le sommeil est rendu plus léger par l'état général du malade. On sait que fréquemment ces fièvres suffisent à guérir définitivement l'incontinence d'urine.

L'électrisation de la portion membraneuse semble agir de la même façon en irritant considérablement, et d'une manière plus durable, la sensibilité de la muqueuse de cette région. Tous les malades que nous avons électrisés nous ont signalé la cuisson très vive qu'ils éprouvaient en urinant, pendant les deux ou trois jours qui suivaient la séance.

Cette cuisson est assez vive pour rendre leur sommeil plus léger, pour les réveiller et les contraindre à se lever aux premières menaces de l'envie d'uriner.

En résumé, l'électrisation a donc pour premier effet de forcer les enfants à se lever la nuit pour uriner, mais elle ne diminue en rien leur pollakiurie nocturne, elle l'exagérerait plutôt. Ce n'est que secondairement que cette pollakiurie disparaît.

Le mécanisme de la guérison complète et définitive de l'incontinence nocturne et de la pollakiurie qui en est la cause première est le suivant :

Notons d'abord que l'enfant, au moment où on l'électrise, a déjà subi un grand nombre de traitements internes, qui n'ont produit sur lui aucun effet. Son infirmité le désole et l'humilie. Il est grondé, souvent battu, quand il a mouillé ses draps. La crainte d'uriner au lit est constamment présente à son esprit. Cette préoccupation, qui envahit son cerveau, le poursuit jusque pendant son sommeil et ne tarde pas à devenir le point de départ de rêves de miction qui irritent continuellement la contractilité vésicale (Mosso et Pellacani) (1) et produisent à tout moment l'envie d'uriner. C'est ainsi qu'est créée la pollakiurie nocturne et par suite l'incontinence, si l'enfant dort à poings fermés.

Electrisons-le. La nuit suivante, il se réveille trois fois et il peut ainsi uriner dans son vase de nuit. Il n'a pas mouillé ses draps. Il s'est levé pour pisser comme un homme. Tout fier, il croit tenir la guérison.

Le lendemain, la cuisson uréthrale produite par l'électricité persiste; il se lève encore trois fois pour uriner. Il triomphe.

Le surlendemain, il se couche avec confiance; il est sûr, maintenant de se réveiller pour pisser, il s'endort sans plus songer à sa vessie que si elle n'existait pas, et il se laisse porter par ses rêves vers un sujet plus riant.

L'effet immédiat de cette distraction se fait aussitôt sentir : la vessie n'étant plus tenue en éveil par les pensées de miction se repose elle-même et se laisse distendre, comme une vessie normale qu'elle est, sans se contracter. La pollakiurie nocturne a disparu, et le malade peut être considéré comme entièrement guéri.

Cet effet remarquable se produit souvent après une seule séance d'électricité (obs. XXVI, page 86), mais, en général, la cuisson uréthrale ne persiste pas plus de trois à quatre jours, et si, pendant ce laps de temps, le malade n'a pas contracté l'habitude définitive de se lever à certaines heures, ou s'il n'est pas arrivé à se guérir de sa pollakiurie, le sommeil profond reprenant le dessus, l'incontinence reparaît.

Une nouvelle séance d'électrisation uréthrale guérit de nouveau le malade pendant plusieurs jours.

Il faut ainsi avoir recours à un assez grand nombre de

1. Mosso et Pellacani, *loc. cit.*

séances pour obtenir la guérison définitive. Avouons, du reste, que quelquefois, malgré la plus grande patience, ce résultat complet n'est pas obtenu. (Obs. XXVIII, page 87.)

A part ce traitement électrique, il est absolument indispensable de faire perdre le plus rapidement possible au jeune malade ses préoccupations mictionnelles. Il est donc de toute nécessité d'éviter absolument les remontrances, les punitions et les corrections qui ne font qu'entretenir cet état. (Thompson (1) s'est rendu compte de la nécessité de cette conduite dont nous venons d'exposer les raisons).

Un traitement moral se joindra donc utilement à l'électrisation uréthrale. Il consistera à tranquilliser le malade sur son état, à lui assurer sa guérison prochaine, à lui recommander d'oublier le plus possible sa vessie et de ne pas se préoccuper de ses mictions involontaires. L'hypnotisme, quand il pourra être employé, rendra ce traitement moral encore plus efficace : Liébault (2), Bérillon (3) et Gibotteau (4) l'ont employé dans bien des cas avec un plein succès. Nous avons nous-même essayé ce mode de traitement, et il nous a rendu quelques services. (Obs. XIX, page 71).

Les observations suivantes, prises sur plusieurs incontinents des deux sexes, prouveront les points principaux que nous avons voulu mettre en lumière : la résistance normale du sphincter membraneux, la pollakiurie, le rôle du sommeil dans le souvenir des rêves de miction et le mode d'action du traitement par l'électricité.

L'observation suivante, entre autres, est un très bon exemple de ce dernier phénomène.

1. Thompson, *Maladies des voies urinaires*, 1889, trad. Jamin, p. 525.
2. Liebault, *Traitement par la suggestion de l'incontinence d'urine. Revue de l'hypnotisme*, 1887, p. 71.
3. Bérillon, *Revue de l'hypnotisme*, p. 176.
4. Gibotteau, *Observation citée dans la thèse de L. Guinon* (*loc. cit.*).

OBSERVATION XX (Personnelle).

Incontinence nocturne améliorée par l'électricité.

Père	Mère
Asthmathique.	Nerveuse, impressionnable.

M..., incontinente.

M... est une forte fille de 16 ans, très développée pour son âge et très bien portante. Elle a été réglée à 14 ans et n'a jamais été malade.

Elle ne présente aucune tare hystérique ou neurasthénique. Elle a toujours pissé au lit, une ou plusieurs fois par nuit.

Quand elle fut réglée, à 14 ans, elle put se croire guérie, car elle n'urinait plus au lit que deux fois en six mois; mais, vers le mois de juillet dernier, l'incontinence reparut, comme par le passé, malgré la précaution que prenaient ses parents de la réveiller chaque nuit à onze heures et à deux heures.

Jamais elle n'a perdu ses urines dans la journée. Dans le jour, elle sent le besoin d'uriner, elle sent l'urine parcourir le canal.

Les envies d'uriner diurnes sont très fréquentes et impérieuses; néanmoins, elle peut se retenir un peu.

Son sommeil est très dur, elle ne se réveille que rarement après avoir pissé.

Quand elle se réveille immédiatement après avoir pissé au lit, elle se souvient souvent d'avoir rêvé qu'elle pissait sur le vase.

La vessie est capable, mais peu énergique; la résistance du sphincter vésical est normale.

Le 9 octobre, première séance très courte de courants interrompus. Aucun résultat.

Le 12 octobre, deuxième séance. A la suite de cette deuxième séance, la malade s'aperçoit que les envies diurnes sont plus fréquentes, encore plus impérieures que de coutume, et qu'elle éprouve une assez forte cuisson en urinant.

La nuit, elle se réveille trois fois pour uriner, ce qui ne lui était jamais arrivé auparavant.

Cet état dure jusqu'au 16 octobre. Elle se lève chaque nuit deux à trois fois pour uriner. Elle ne pisse plus au lit. Le 16 octobre, nouvelle miction nocturne,

Le 17 octobre, troisième séance. Nouvelle amélioration jusqu'au 22 octobre. La malade se lève toujours pour pisser.

21 octobre. Nuit humide.

22 octobre, quatrième séance. Nuits sèches jusqu'au 24 octobre.

24, 25, 26, 27 octobre. Nuits humides.

28 octobre, cinquième séance, plus prolongée. Nuits sèches, les 28, 29 et 30 octobre.

La malade continue à se lever deux à trois fois par nuit, à chaque nuit sèche. Pour les nuits humides, elle ne se réveille pas.

Les envies diurnes continuent à être fréquentes, impérieuses et légèrement douloureuses.

Le 10 novembre, elle n'a pas pissé au lit depuis la dernière électrisation. Elle pisse souvent dans la journée (dix fois en moyenne). La nuit, elle ne se lève plus qu'une fois.

OBSERVATION XXI (Personnelle, résumée).

Incontinence nocturne.

Père	Oncle paternel	Mère
Alcoolique.	Ancien incontinent.	Migraineuse, excitable.

B..., **incontinent nocturne.**

B..., François, 13 ans, a uriné au lit depuis son enfance. Il n'a jamais eu d'incontinence diurne.

Il pisse très souvent dans la journée, quoique les envies ne soient pas très impérieuses.

Son sommeil est très profond; il ne se réveille jamais après avoir uriné. Pas de rêves de mictions.

L'examen direct montre que le sphincter membraneux est absolument normal.

OBSERVATION XXII (Personnelle).

Incontinence nocturne chez une hystérique de 23 ans. Amélioration par les courants continus.

M..., 23 ans, est une orpheline; elle ne peut donner aucun renseignement sur ses parents.

Elle a été réglée à 18 ans. C'est à cette époque qu'ont débuté chez elle les accidents hystériques. Ils ont consisté en crises de contractures. La première crise s'est produite à la suite d'une peur violente que lui a causée la vue d'un cadavre ; les contractures qui suivirent cette crise persistèrent pendant trois jours. Les autres crises furent moins graves ; la dernière remonte à quatre mois.

Elle pisse au lit depuis son enfance, toutes les nuits de une à trois fois.

Le sommeil est chez elle très rapide et très profond. Elle ne s'aperçoit jamais qu'elle se mouille.

Dans la journée, elle pisse très souvent, surtout par les temps froids. Les envies sont si impérieuses que, si elle tardait à les satisfaire, elle perdrait ses urines.

La sensibilité générale est normale. Les muqueuses pharyngée, vulvaire, uréthrale et vésicale présentent également une sensibilité normale.

Le col vésical est très nettement perçu par l'explorateur et ne présente aucune atonie.

La vessie tient 220 grammes de liquide. La malade peut tousser et faire des efforts variés, sans qu'aucune goutte de liquide s'échappe de son urèthre, quand sa vessie est pleine.

Comme signe d'hystérie, il n'est possible de relever, outre ses crises, qu'un léger rétrécissement du champ visuel.

On soumet cette malade aux courants interrompus : quinze séances d'électrisation sont faites, sans amener aucun autre résultat que d'exagérer la sensibilité de l'urèthre et de rendre les envies d'uriner plus fréquentes et plus impérieuses pendant le jour. Les mictions involontaires nocturnes persistent.

Devant cet insuccès, on remplace les courants interrompus par les courants continus.

A la suite de la première séance, la malade reste deux jours sans uriner au lit.

Les séances ultérieures produisent des périodes d'amélioration de plus en plus longues. La malade reste fréquemment quatre jours sans uriner au lit. Quand on suspend le traitement, l'incontinence reparaît.

Elle sort de l'hôpital améliorée, mais non guérie. L'application des courants continus a rendu excessive la sensibilité uréthrale. Les envies de pisser diurnes se reproduisent presque toutes les heures, et la nuit, la malade, réveillée par des besoins impérieux, se lève quatre à cinq fois pour uriner. Elle éprouve de vives cuissons en urinant. Quand elle ne se réveille pas, il lui arrive encore de se mouiller.

OBSERVATION XXIII (Personnelle).

Incontinence nocturne chez une neurasthénique de 21 ans, ayant débuté à la suite d'une rougeole à 7 ans.

R..., 21 ans.

On ne retrouve dans ses antécédents héréditaires qu'une grande impressionnabilité chez son père et chez sa mère. Elle a une sœur très bien portante.

Jusqu'à l'âge de 7 ans, elle n'a pas eu de mictions nocturnes. A cette époque, elle contracta une rougeole grave à la suite de laquelle elle commença à uriner au lit.

Cette malade ne présente aucune tare hystérique : c'est une neurasthénique. Elle est très impressionnable, paresseuse ; quand elle lit, elle éprouve des lourdeurs de tête avec sensation de casque frontal, ses yeux se troublent.

La sensibilité cutanée est normale, de même que la sensibilité des muqueuses. Les réflexes palatins et pharyngiens sont conservés, les réflexes patellaires un peu exagérés.

Elle urine très souvent dans la journée, en moyenne dix fois. Quand elle est très occupée à lire ou à écrire, elle a de violentes envies de pisser tous les quarts d'heure.

Les envies diurnes sont très impérieuses. Elle n'éprouve cependant pas de cuisson pendant la miction.

Elle dort de dix heures à sept heures et demie. Son sommeil est très profond.

Elle rêve très fréquemment qu'elle urine dans son pot, elle urine, et se réveille aussitôt qu'elle se sent mouillée.

D'autres fois elle ne se réveille pas, et elle ne conserve au réveil le souvenir d'aucun rêve.

Elle pisse au lit deux à trois fois par nuit.

L'examen direct nous montre que la vessie et l'urèthre sont dans un état absolument normal. La vessie tient 330 grammes de liquide. Le col de la vessie présente sa résistance habituelle.

La malade est soumise à un traitement régulier par les courants interrompus, les séances ont lieu tous les deux à quatre jours.

On obtient tout d'abord une amélioration relative : la malade se réveille pous pisser pendant les deux ou trois jours qui suivent la dernière séance ; puis l'incontinence reparaît. Au bout de quinze séances, l'influence de l'électricité semble s'atténuer, et la malade recommence à pisser tous les jours au lit. Elle demande à se faire électriser chez elle. Nous n'avons eu sur elle aucun autre renseignement.

OBSERVATION XXIV (Personnelle).

Incontinence nocturne chez un enfant de 13 ans et demi. Contracture de la région membraneuse.

Père	Mère	Tante maternelle
Alcoolique.	très nerveuse. Ancienne incontinente.	ancienne incontinente.

Dr.., incontinent nocturne, pollakiurique diurne.

Dr... est un jeune psychopathe de 13 ans et demi, très sensible, très craintif, quoiqu'il ne présente aucune tare bien appréciable.

Il a toujours pissé au lit, quoiqu'il ait quelquefois un à deux mois de répit.

Il a un sommeil très dur. Il n'a pas de rêves de miction.

Il pisse en général au lit une fois par nuit, et ne se réveille qu'au bout d'un certain temps quand il se sent mouillé.

Pendant le jour, les envies d'uriner sont très fréquentes et très impérieuses. S'il se retient trop longtemps, il se mouille, mais cet accident est rare.

L'examen direct nous montre que les organes génitaux sont peu développés.

Le prépuce est long et a contracté des adhérences avec le gland.

Le méat est étroit, il admet néanmoins l'olive 13.

Cette olive est absolument arrêtée par le sphincter membraneux contracturé. Une pression douce, aidée du toucher rectal, maintenue pendant plusieurs minutes, n'arrive pas à vaincre cette résistance.

Notre première précaution est de sectionner les adhérences et de proposer l'amputation du prépuce. Nous n'avons pas revu ce malade.

OBSERVATION XXV (Personnelle).

Incontinence nocturne chez une jeune fille de 14 ans et demi.

Ch., 14 ans et demi, charcutière.

Pas d'antécédents héréditaires importants. Ch... a une sœur qui n'a jamais pissé au lit.

Elle a toujours pissé au lit jusqu'à 11 ans.

De 11 à 14 ans, elle sembla guérie de cette infirmité. Mais depuis deux mois l'incontinence nocturne reparaît de une à deux fois par semaine, à raison d'une miction par nuit.

Les nuits où elle ne pisse pas au lit, elle se réveille toujours le matin de très bonne heure pour aller pisser.

Son sommeil est assez dur; néanmoins, elle se réveille assez facilement, quand on l'appelle.

Les mictions diurnes sont normales comme nombre, mais impérieuses. Elle ne pourrait pas se retenir longtemps. Quand elle tousse et quand elle rit, elle ne perd pas d'urine.

Elle boit beaucoup, même avant de se coucher.

L'examen direct nous montre une vessie et un sphincter vésical absolument normaux.

25 octobre, première séance d'électrisation à courants interrompus.

La malade n'a pas reparu depuis.

OBSERVATION XXVI

(Registres de la Salle Civiale).

Incontinence nocturne d'urine guérie en une seule séance d'électricité.

Ch..., 14 ans, garçon limonadier (16 octobre 1885).

Incontinence nocturne depuis l'enfance.

Ne pisse plus au lit à la suite de la première application de l'électricité.

OBSERVATION XXVII

(Recueillie par le docteur Jamin. — *Annales Génito-urin.*, 1889, p. 349. Résumée).

Incontinence d'urine guérie chez une jeune fille par l'électrisation de l'urèthre.

A. B..., 15 ans et demi, incontinente nocturne depuis l'enfance toutes les nuits.

Aucun résultat des préparations ordinaires.

Electrisation : Première séance, le 7 décembre 1888, pendant deux minutes, le pôle négatif dans l'urèthre, le pôle positif sur les cuisses. Guérison jusqu'au 17 décembre, veille des règles.

Onze séances sont pratiquées jusqu'au 4 janvier sans que la miction involontaire se représente.

Le 10 janvier, la veille de ses règles, la malade pisse au lit. Depuis, la guérison est complète.

OBSERVATION XXVIII

(Registres de la Salle Civiale).

Incontinence d'urine non modifiée par l'électrisation.

Père	Mère
Incontinent jusqu'à 14 ans.	très nerveuse.

B..., incontinent nocturne.

B..., 21 ans, imprimeur.

Le début de l'incontinence remonte à la première jeunesse. Jusqu'à 19 ans il n'a fait aucun traitement. A cette époque, il vient à Necker se faire électriser pendant un mois, sans obtenir aucun changement. Un médecin le soigna ensuite en ville pendant un an, sans obtenir plus de résultat.

Le 15 mars 1887, il revient à Necker. On l'électrise pendant un mois tous les deux jours, sans modifier en rien son état.

CHAPITRE IV

DU ROLE DU SENTIMENT DE GÉNITALITÉ DANS LES TROUBLES PSYCHOPATHIQUES URINAIRES.

Une des principales causes qui rendent si fréquents les troubles psychopathiques de la miction chez l'homme, c'est qu'il les rattache toujours plus ou moins à son appareil génital. « Ce sentiment de génitalité si développé dans l'espèce humaine » (Guyon) le pousse à craindre les moindres accidents qui peuvent survenir du côté de son appareil génito-urinaire.

« Qu'il constate, dit Hartmann (1), un trouble si léger qu'il soit dans son excrétion urinaire, voilà toute sa pensée dirigée de ce côté et peut-être les névralgies vésicales constituées. »

Nous pourrions remplacer dans cette citation le mot névralgie vésicale par celui de psychopathie urinaire, avec toutes ses conséquences depuis la pollakiurie et le spasme jusqu'à l'hypocondrie urinaire, et nous serions encore près de la vérité.

Si l'homme tient tant à son appareil urinaire, c'est qu'il sait qu'en même temps cet appareil sert à la génération.

A part le cœur, qui a la réputation d'être plus indispensable qu'aucun autre organe à l'existence, ce sont nos organes de jouissances matérielles qui provoquent en nous l'hypo-

1. Hartmann, *Des névralgies vésicales*, Paris, 1889.

chondrie par leurs lésions : l'estomac et l'appareil génito-urinaire de l'homme sont dans ce cas.

Il faut arriver à des lésions extrêmement graves, incurables et très douloureuses d'un organe qui ne nous rapporte aucune jouissance comme le foie, les os, la peau, etc., pour trouver un degré d'hypochondrie comparable à celui d'un individu dont le jet d'urine se bifurque à la sortie de la verge ou dont l'urine tient en suspension quelques flocons de mucus.

N'est-ce pas évidemment à cause du peu d'importance que l'homme accorde à son foie dont il n'a aucune notion et au contraire du respect mystique qu'il a pour son organe générateur?

Les femmes, dont l'appareil urinaire ne présente aucun rapport avec l'appareil génital et qui conçoivent parfaitement la possibilité du coït, quelque lésés que soient leur vessie et leur urèthre, ne sont jamais atteintes de l'hypochondrie urinaire; ou, si elles y arrivent, c'est grâce aux souffrances atroces des maladies à lésions de la vessie qui conduiraient à l'hypochondrie le cerveau le mieux trempé.

Le sentiment de génitalité est donc une des causes principales du développement de l'hypochondrie urinaire qu'il nous reste à étudier, comme dernier terme de l'évolution du psychopathe urinaire.

Nous joindrons cette étude à celle de cette évolution morbide dont il est difficile de la séparer.

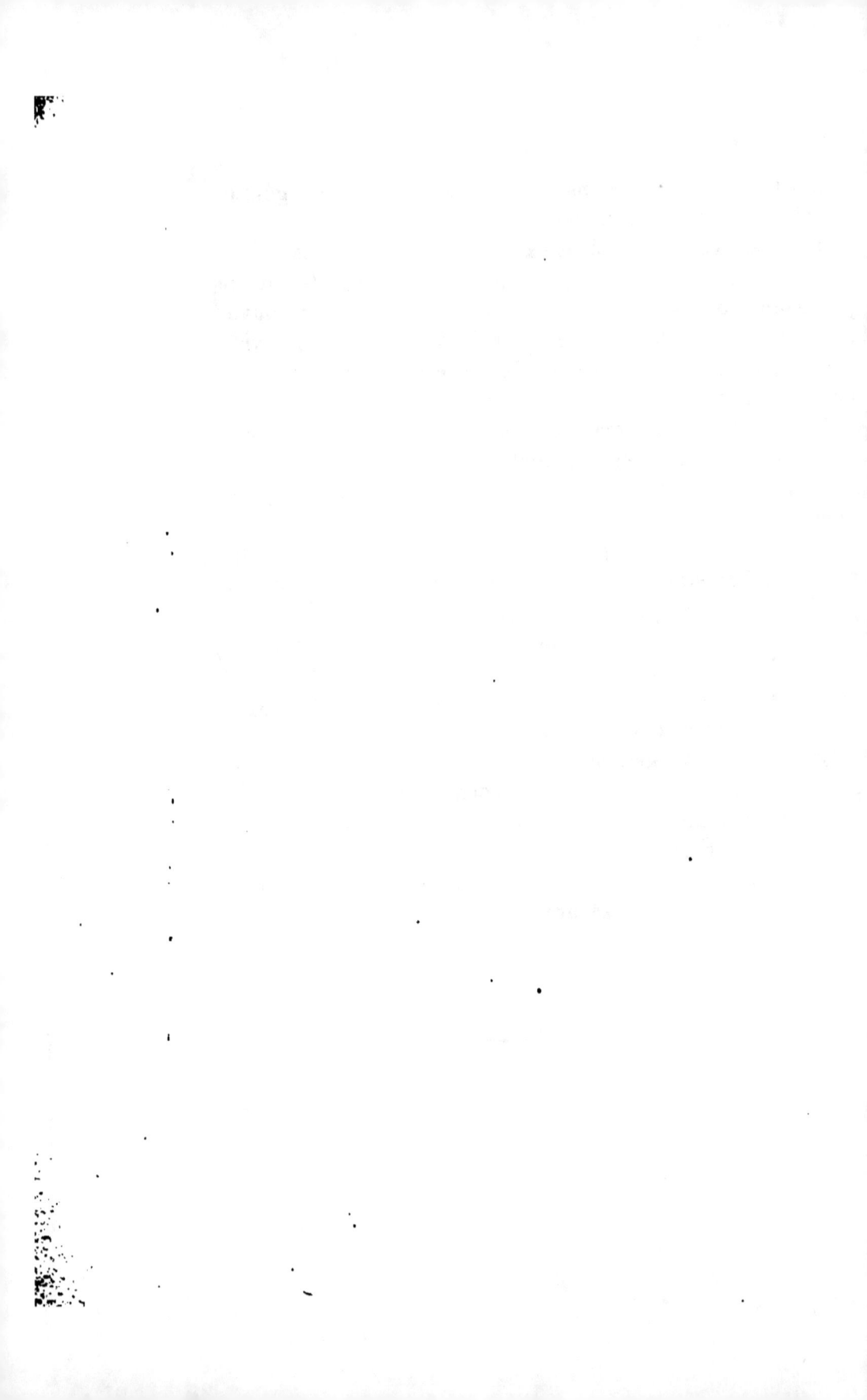

DEUXIÈME PARTIE

CARACTÈRES CLINIQUES DE LA PSYCHOPATHIE URINAIRE

CHAPITRE PREMIER

ÉVOLUTION DU PSYCHOPATHE URINAIRE

Jusqu'à présent, nous avons étudié successivement divers troubles de la miction liés à des désordres psychopathiques.

Cette analyse psycho-physiologique étant terminée, il nous reste à présenter l'allure clinique des malades qui souffrent de ces différents symptômes et leur évolution morbide.

Cette évolution est tellement nette et tellement régulière qu'elle mérite de former un groupe à part parmi les psychopathies, sous le nom de *psychopathie urinaire*.

Cette affection, dont l'unité de la cause et l'uniformité des effets font une véritable entité morbide, est produite par la concentration exagérée de l'attention sur les phénomènes de la miction.

Les psychopathes urinaires naissent de parents qui font

partie de la grande famille névropathique (Féré) (1), nous n'avons pas négligé d'indiquer sommairement le tableau généalogique de nos malades pour le prouver. On retrouve dans leurs ascendants, soit d'autres psychopathes urinaires, soit des individus bizarres, nerveux, emportés, soit enfin des alcooliques, des épileptiques, des hystériques, des aliénés et des suicidés. Enfin, on retrouve assez fréquemment chez eux des signes d'hystérie ou plutôt encore de neurasthénie.

Comme l'a fort bien observé L. Guinon (2) pour l'incontinence d'urine, la psychopathie urinaire constitue un stigmate d'hérédité relativement bénin par rapport aux troubles nerveux, souvent beaucoup plus graves, que l'on retrouve parmi les ascendants.

Le psychopathe urinaire commence sa triste carrière par la pollakiurie, symptôme qu'il a bien des chances de conserver pendant toute sa vie.

Cette pollakiurie est, tout d'abord, diurne et nocturne.

Nous avons vu comment la pollakiurie nocturne se transforme trop souvent en incontinence nocturne.

L'incontinence nocturne est, pour le jeune psychopathe urinaire, un début dans la voie hypochondriaque. Il se voit avec peine affecté d'une infirmité qui fait de lui l'objet de la risée de ses camarades et des reproches acerbes, quelquefois même des corrections de ses parents.

Cette période doit évidemment laisser dans son jeune cerveau une empreinte profonde, une sorte de rancune contre cette vessie, cause de tant de chagrins; il n'est donc pas étonnant de retrouver plus tard chez lui cette crainte sourde des affections vésicales que lui ont quelquefois léguée héréditairement plusieurs générations d'incontinents nocturnes.

De 4 ans à 20 ans, quelquefois, mais rarement, un peu plus tard, l'incontinence nocturne guérit et peut n'être suivie

1. Féré, *Des troubles urinaires dans les maladies du système nerveux et en particulier dans l'ataxie. Arch. de neurol.*, 1884, p. 229.
2. L. Guinon, *loc. cit.*

d'aucun autre accident. L'évolution morbide peut s'arrêter là. Mais le plus souvent elle se poursuit : le jeune incontinent, nocturne guéri de son infirmité, reste pendant quelque temps, quelquefois pendant toute sa vie, un pollakiurique; mais cet accident est si peu gênant, en comparaison de l'incontinence, que le malade ne s'en plaint pas et jouit de quelques mois de tranquillité, d'autant plus que bientôt sa pollakiurie nocturne disparaît à son tour peu à peu, pour ne plus laisser subsister que la pollakiurie diurne et le bégaiement-urinaire, troubles dont on prend vite son parti.

Mais tout n'est pas fini pour lui : son appareil génital va entrer en jeu et ajouter ses troubles à ceux que son appareil urinaire présentait déjà. Ces accidents génito-urinaires vont prendre dans son esprit une importance considérable et par là même, comme nous l'avons vu, exagérer ses troubles anciens, tels que la pollakiurie, en produire de nouveaux, tels que le spasme et les névralgies, et finalement le conduire à l'hypochondrie la plus profonde.

Telle est l'évolution complète des psychopathes urinaires; le résumé suivant de quelques-unes de nos observations la mettra nettement en évidence.

Resumé de quelques observations de psychopathes urinaires complets.

OBSERVATIONS	ENFANCE	AGE ADULTE
D..., obs. I, p. 17.	Incontinence nocturne.	Pollakiurie. — Bégaiement urinaire. — Spasme.
Fr.., obs. IV, p. 33.	Incontinence nocturne.	Bégaiement urinaire. — Spasme. — Névralgies. — Hypochondrie.
R..., obs. VIII, p. 41.	Incontinence nocturne.	Pollakiurie. — Spasme. — Névralgies. — Hypochondrie.
Th.., obs. X, p. 47.	Incontinence nocturne.	Pollakiurie.
F..., obs. XII, p. 50.	Pollakiurie simple.	Pollakiurie. — Bégaiement urinaire. — Spasme. — Névralgies. — Hypochondrie.
M..., obs. XXX, p. 102.	Pollakiurie simple.	Pollakiurie. — Bégaiement urinaire. — Spasme. — Névralgies. — Hypochondrie.
D..., obs. XXXI, p. 103.	Incontinence nocturne.	Pollakiurie. — Névralgies. — Hypochondrie.
M..., obs. XXXV, p. 113.	Pollakiurie simple.	Pollakiurie. — Bégaiement urinaire. — Spasme. — Névralgies. — Hypochondrie.
H..., obs. XXXVII, p. 126.	Incontinence nocturne.	Pollakiurie. — Névralgies.

Bien souvent on ne peut retrouver les premiers termes de cette évolution morbide, c'est-à-dire l'incontinence nocturne ou la pollakiurie simple qui la remplace. On a alors affaire à des cas de psychopathie urinaire tardive qui ont attendu une occasion pour se développer ; cette occasion est généralement fournie par les débuts dans la vie génitale et les accidents qui en sont les suites.

Le résumé suivant en donnera une bonne idée :

Résumé de quelques observations de psychopathie urinaire tardive.

OBSERVATIONS	CAUSES OCCASIONNELLES	SYMPTOMES
W.., obs. III, p. 30.	1re blennorrhagie.	Pollakiurie. — Spasme. — Gouttes d'urine après la miction.
F..., obs. V, p. 33.	2e blennorrhagie.	Pollakiurie. — Spasme. — Accès de rétention.
B..., obs. IX, p. 45.	1re blennorrhagie.	Bégaiement urinaire. — Pollakiurie. — Spasme.
S.., obs. XIII, p. 51.	Masturbation.	Pollakiurie. — Spasme.
Ch.., obs. XIV, p. 52.	Continence.	Pollakiurie. — Spasme.
P.., obs. XVI, p. 57.	Continence. — Masturbation.	Pollakiurie. — Spasme. — Névralgies. — Hypochondrie.
X..., obs. XXIX, p. 101.	Continence.	Priapisme. — Névralgies. — Spasme. — Hypochondrie.
G..., obs. XXXII, p. 108.	Crainte de rétrécissement.	Névralgies. — Hypochondrie.
P..., obs. XXXIII, p. 109.	1re blennorrhagie.	Pollakiurie. — Spasme. — Coup de piston retardé. — Névralgies. — Hypochondrie.
L..., obs. XXXIV, p. 112.	Blennorrhagie.	Pollakiurie. — Névralgies. — Craintes de spermatorrhée. — Hypochondrie.
..., Obs. XXXVI, p. 116.	Continence.	Pollakiurie. — Névralgies. — Hypochondrie.

Quels que soient les symptômes que les psychopathes urinaires aient présentés, ils finissent tôt ou tard par arriver à l'hypochondrie qui se trouve être le dernier terme de l'évolution pathologique que nous avons cherché à décrire.

Cette hypochondrie offre des caractères tout spéciaux et mérite d'être appelée *hypochondrie urinaire*. Elle sera l'objet de notre prochain chapitre.

CHAPITRE II

DE L'HYPOCHONDRIE URINAIRE

L'hypochondrie, comme nous avons eu l'occasion de le dire plus haut, est causée, chez les individus héréditairement prédisposés à la pusillanimité et à la nosophobie, par les plus légers troubles de leurs appareils de jouissances matérielles. Chacun de ces appareils produit donc une variété spéciale d'hypochondrie : le cœur, organe considéré comme essentiel à la vie et source nécessaire de toutes les jouissances, produit l'hypochondrie cardiaque ; l'estomac, l'hypochondrie gastrique; l'appareil génital, l'hypochondrie spermatorrhéique et l'hypochondrie de l'impuissance; l'appareil urinaire enfin, que l'homme a de la peine à détacher de son appareil génital, produit par ses troubles une variété spéciale d'hypochondrie, dans laquelle la crainte des rétrécissements et les douleurs vésicales se mêlent aux symptômes de l'hypochondrie génitale.

C'est cette dernière variété d'hypochondrie que nous allons étudier, en montrant d'abord ses différents aspects suivant les causes qui la produisent, et en terminant par les caractères généraux que présentent au point de vue moral les malades qui en sont atteints.

§ 1. — Hypochondrie urinaire et génitalité.

Quand le psychopathe urinaire, débarrassé de son incontinence nocturne, arrive à la puberté, une nouvelle phase critique approche pour lui : il va entrer dans la vie génitale, il ne le fait qu'avec une grande appréhension.

Sa timidité naturelle, la crainte de mal faire, la terreur enfin de contracter une affection vénérienne l'éloignent pour longtemps, quelquefois pour toujours, du commerce des femmes (Guyon) (1).

Quelques-uns d'entre eux attendent en tous cas le mariage pour se livrer au coït. C'est ce qui est arrivé à deux de nos malades (obs. XXIX, page 101, et obs. XXX, page 102), qui ont conservé leur virginité pour leur épouse légitime, le premier jusqu'à 24 ans, le second jusqu'à 41 ans.

Bien plus, un autre de nos malades (obs. XVI, page 57), qui lui, ne s'est pas marié, est resté vierge; il a aujourd'hui 40 ans.

Sans arriver à de pareils excès, les psychopathes urinaires attendent en général jusqu'à 22 ou 23 ans pour commencer les rapports sexuels.

Cette continence exagérée est souvent pour eux le point de départ d'accidents psychopathiques (Guyon).

Jusque-là, et quelquefois même très longtemps après, ils se livrent à une masturbation frénétique : c'est ainsi que l'on verra, en lisant nos observations :

D... (obs. XXXI, page 103), se masturber en se frottant contre ses draps, si bien qu'arrivé à l'âge de 20 ans, il répète cette manœuvre inconsciemment pendant son sommeil (il est

1. Guyon, *Clin.*, 1885, p. 21.

atteint de masturbation involontaire nocturne, comme autrefois il souffrait d'incontinence nocturne);

G... (obs. XXXII, page 108) se masturber trois fois par semaine jusqu'à l'âge de 50 ans.

S... (obs. XIII, page 51), se masturber trois fois par jour de 15 à 30 ans.

P... (obs. XVI, page 57), se masturber deux fois par jour de 15 à 20 ans, puis deux fois par semaine de 20 à 30.

M..., enfin (obs. XXXV, page 113), arriver à une telle puissance d'imagination qu'il lui suffit d'entrer dans un urinoir et de sortir sa verge, quand il voit passer une femme, pour entrer en érection et éjaculer sans aucun artifice pour provoquer ce phénomène. Il a répété ce manège de 18 à 49 ans en moyenne trois à quatre fois par semaine.

D'autres psychopathes plus scrupuleux conservent une continence absolue et se reprochent même comme une faute leurs éjaculations involontaires : X... (obs. XXIX, page 101) serrait de toutes ses forces ses cuisses pour retenir ses pollutions nocturnes.

Très fréquemment, enfin, ils se croient spermatorrhéiques ; ils examinent leur urine, leur méat, leur chemise, leurs garde-robes et restent convaincus qu'ils perdent une quantité considérable de sperme.

Ces trois causes : *masturbation, continence exagérée et prétendue spermatorrhée* vont être pour eux la source de troubles de toute nature : la pollakiurie augmente, le spasme s'en mêle, et finalement se déclarent le priapisme et les névralgies uréthro-vésicales qui viennent couronner la scène et ne tardent pas à plonger le malade dans la plus profonde hypochondrie.

Les deux observations suivantes sont de beaux exemples de ces troubles urinaires produits par un excès de continence.

OBSERVATION XXIX

(Communiquée par M. le professeur Guyon).

Névralgies ano-uréthrales et priapisme chez un psychopathe de 49 ans.

Père + à 52 ans, apoplexie cérébrale Nerveux.	Mère Impressionnable.	Tante maternelle Religieuse.
X..., **psychopathe génito-urinaire.**	Frère, robuste, bien portant.	

M. X..., employé, 49 ans, aurait toujours joui d'une assez bonne santé s'il n'avait pas toujours été préoccupé par ses organes génito-urinaires.

Il n'a pas pissé au lit étant jeune, mais à 16 ans il commença à présenter des pollutions nocturnes une fois par semaine. Ce symptôme, pourtant si normal, l'effraya et surtout choqua ses sentiments religieux.

Il parvint à se réveiller au moment de la pollution et à supprimer l'éjaculation par une violente contraction des cuisses et de la portion membraneuse.

Il ne se masturba jamais et n'eut pas de rapports sexuels avant 24 ans, époque à laquelle il se maria.

Une fois marié, tout rentra dans l'ordre, il n'eut plus de pollutions, car il avait alors des rapports réguliers avec sa femme.

Au bout de seize ans de mariage, celle-ci fut prise d'une maladie mentale qui nécessita son internement. Depuis cette époque, M. X... se priva de tout rapport sexuel.

Il fut bientôt pris d'un priapisme nocturne insupportable qui lui ôtait tout sommeil.

En même temps, il commença à éprouver des douleurs en urinant.

Les pollutions nocturnes ne tardèrent pas à reparaître au grand désespoir du malade qui s'efforça encore de les retenir.

Depuis trois mois, ces accidents augmentent. Le priapisme nocturne devient très douloureux. Persuadé maintenant qu'il s'est fait beaucoup de tort en s'opposant à l'éjaculation spontanée de son sperme, il cherche aujourd'hui à la provoquer et ne peut y arriver.

Quand il va à la selle, il éprouve des douleurs aiguës à l'anus et dans la verge. Les efforts de la défécation rappellent les érections. Le sphincter anal se contracte spasmodiquement. Il éprouve de violentes brûlures en urinant.

C'est pour tous ces accidents que M. X... quitte la province pour venir consulter M. le professeur Guyon. Nous constatons que nous avons affaire à un psychopathe hypochondriaque des mieux caractérisés. Il est timide, scrupuleux à l'excès, d'une sensiblerie plus que féminine.

L'examen direct nous fait voir qu'il n'existe pas de fissure à l'anus, ce que les symptômes rectaux auraient pu faire croire.

Le canal est absolument normal, mais tellement sensible que le malade pousse de véritables hurlements, dès que la boule de l'explorateur pénètre dans son méat.

La portion membraneuse présente une sensibilité encore plus exquise qu'il est facile de mettre en jeu en comprimant cette région contre le pubis, à l'aide du doigt introduit dans le rectum.

Les réflexes rotuliens et pupillaires sont normaux. M. Guyon lui conseille les instillations de cocaïne.

OBSERVATION XXX (Personnelle).

Phénomènes douloureux, priapisme, pollutions diurnes et nocturnes, et troubles urinaires chez un homme de 52 ans par trop continent.

Père	Tante paternelle	Mère
Très nerveux.	Hystérique.	Normale.

M..., **Psychopathe génito-urinaire.** Sœur, bien portante.

M..., 52 ans, sans profession, a toujours vécu à la campagne avec sa mère. Il est d'un caractère doux, sensible, affectionné pour tout le monde. Il est très émotif et verse à tout moment des pleurs, en me faisant ses confidences. Il a passé toute sa vie dans l'ennui et la tristesse. « Je me suis abîmé le sang, me dit-il, par un ennui extraordinaire de l'existence. »

Par esprit religieux, par timidité naturelle et par crainte des maladies vénériennes, il a conservé sa virginité jusqu'à l'âge de 41 ans. A cette époque, sa mère mourut. Le vide que ce décès faisait autour de lui le détermina à se marier.

Pendant quatre ans, il eut des rapports sexuels avec sa femme. Mais, à ce moment, celle-ci présenta « une tumeur intérieure » qui rendit tout rapprochement impossible. Depuis cette époque, M... fut condamné à reprendre ses anciennes habitudes de continence.

Cette continence exagérée a produit chez ce malade des troubles génitaux considérables. Étant jeune, il s'est masturbé quelquefois, mais il y a vite renoncé.

Depuis l'âge de 20 ans, il souffre d'érections diurnes et nocturnes très fréquentes et très douloureuses. « Une pensée, un regard le surexcite. »

A l'âge de 25 ans, il devint très myope. « Tout cela s'enchaîne, me dit-il; les érections ont causé la faiblesse de la vue. »

Ses érections se terminaient fréquemment par des pollutions nocturnes et même diurnes.

Au point de vue urinaire, il n'a jamais eu d'incontinence nocturne, mais de tout temps il a été forcé de se lever une fois par nuit pour uriner.

Depuis deux ans, les mictions sont devenues plus fréquentes, il pisse sept fois par jour et quatre à six fois la nuit.

Il a toujours eu de la peine à entamer la miction, et il n'a jamais pu pisser en public.

Il éprouve des douleurs vagues dans les aines, dans les flancs et dans les reins.

Il s'est soumis à un grand nombre de traitements. Il a pris pendant longtemps de l'analgésine, et il a même été suspendu quatre fois. Tout cela sans aucun résultat.

L'examen direct nous montre que l'urèthre et la vessie sont dans un état normal et que les urines sont claires.

Nous ne trouvons aucun signe d'ataxie. Les urines ne contiennent pas de sucre.

Notons comme seul signe somatique appréciable une perte presque complète du réflexe pharyngien.

L'observation suivante est un beau type de psychopathie urinaire complète dont les accidents ont été aggravés par la masturbation.

OBSERVATION XXXI (Personnelle.)

Dégénéré, hypochondriaque urinaire, masturbateur. Ancien incontinent nocturne.

Père	Mère
+ à 42 ans, paralysie générale.	Acariâtre.
D..., Hypochondriaque urinaire.	Sœur, bien portante.

D..., 20 ans, employé de commerce, est un jeune homme maigre, pâle ; sa face est asymétrique, atrophiée à droite ; son crâne est gros, arrondi, sa mâchoire inférieure est allongée, étroite ; ses dents sont irrégulièrement implantées, sa voûte palatine forme une carène profonde. Ses oreilles sont larges, repassées, très écartées de la tête.

Il est très timide, indécis. Il oublie ce qu'il veut dire, aussi vient-il à la consultation avec une petite note où il a collectionné ses symptômes morbides.

Il n'a pas de maux de tête, mais il s'endort facilement sur son travail.

Il a lu beaucoup de livres de médecine et possède à fond la nomenclature des organes génito-urinaires.

Il a pissé au lit jusqu'à l'âge de 13 ans. Il a commencé à avoir des rapports sexuels à 18 ans. Ses débuts génitaux ne furent pas brillants, car il dut enregistrer un « raté » à l'actif de son premier coït. Il n'a eu encore que quatre rapports sexuels, et c'est là pour lui la cause de son mal : s'il en avait eu davantage, il ne serait pas où il en est. « Avec son tempérament, il aurait dû voir des femmes à 13 ou 14 ans. »

Cette assertion contraste singulièrement avec le faciès minable du sujet.

Depuis l'âge de 13 ans, il se masturbe en se frottant contre les draps de son lit. Il en a pris une telle habitude qu'aujourd'hui il le fait sans s'en apercevoir et ne se réveille qu'au moment du spasme. Il présente aujourd'hui la masturbation involontaire nocturne, comme autrefois il présentait la miction involontaire nocturne.

Il se plaint de ce que l'éjaculation n'a lieu qu'en bavant et ne lui procure aucune jouissance.

Les troubles urinaires ont débuté il y a deux ans d'une manière insensible. Ils consistent en douleurs sourdes, irritantes, au niveau de l'hypogastre et du périnée, quand la vessie est pleine. Quand il urine, il éprouve un soulagement momentané. Il urine huit à dix fois par jour. Il ne se lève jamais la nuit. Il se plaint de ne pouvoir pisser le matin à cause de l'érection matinale, et d'éprouver de temps à autre des secousses pendant la nuit.

Si faibles que soient les symptômes que ce malade ressent, ils l'impressionnent énormément.

Il est très préoccuppé. Sa maladie constitue pour lui « un malheur irréparable. Il se couche pour souffrir et se lève pour souffrir. Il est dans un désespoir continuel. »

L'examen direct nous montre que, sauf une sensibilité exagérée de la portion membraneuse, les organes génito-urinaires sont normaux.

Quand les psychopathes urinaires se décident, enfin, à avoir des rapports sexuels, légalement ou non, ils ne débutent, en général, pas brillamment dans cette nouvelle carrière.

La crainte qu'ils éprouvent, leur timidité naturelle, les appréhensions qu'ils ressentent leur enlèvent tous leurs moyens. Ils ne peuvent pratiquer le coït, l'érection étant insuffisante ou l'éjaculation prématurée. Ce sont des *rateurs*, comme les appelle M. le professeur Guyon. On retrouvera ce symptôme dans plusieurs de nos observations, entre autres (obs. XXXI, page 103, obs. XXXIII, page 109, obs. XXXV, page 113). M. Guyon (1) nous citait, dans une remarquable clinique, qu'il fit récemment sur ce sujet, le cas d'un homme qui, après huit ans de mariage, n'avait pu accomplir le coït, malgré une circoncision sur l'effet psychique de laquelle on avait beaucoup compté.

Ces insuccès fréquents n'engagent pas ces malades à réitérer souvent ces tentatives qui ne leur font pas honneur. Ils les renouvellent le moins souvent possible : ils n'ont que de rares rapports sexuels, et ils prétendent, pour se disculper, qu'ils n'ont aucune propension pour les femmes.

§ 2. — Hypochondrie urinaire et blennorrhagie.

Bien que les psychopathes urinaires ne s'exposent que bien rarement à la contagion sexuelle, il est remarquable de voir combien ces malheureux sont prédisposés à contracter les affections vénériennes.

Ils n'ont de rapports qu'avec une ou deux femmes, et encore à de très longs intervalles, et ils trouvent moyen

1. Guyon, *Clinique* 1889, non publiée.

de récolter la blennorrhagie. Ce qui est encore plus curieux, M. Guyon nous l'a fait souvent remarquer, c'est que ces individus sont plus exposés que personne aux complications blennorrhagiques. Ils semblent, par leur délabrement intellectuel, prêter le flanc aux infections secondaires de la blennorrhagie.

Quoiqu'il en soit, à partir du jour ou le psychopathe urinaire a contracté la chaudepisse, il entre dans l'hypochondrie la plus farouche.

Ce nouveau malheur qui le frappe l'accable complètement, toute sa pensée se concentre, dès lors, sur sa verge, cette partie de son être à laquelle il tient tant, bien qu'il sache si peu en user.

Il commence par se comporter vis à vis de la blennorrhagie d'une façon toute spéciale. Il présente une pollakiurie à faire croire à une cystite, et souvent il fait du spasme uréthral. Un de nos malades, pour quelques petites poussées de chaudepisse insignifiantes, avait un spasme tel qu'il était forcé de se passer une bougie fine, chaque fois qu'il voulait uriner (obs. V, page 33).

Une fois guéri complètement de sa chaudepisse, le psychopathe continue à présenter les troubles urinaires auxquels celle-ci avait donné naissance. Il reste pollakiurique et souvent il conserve du spasme uréthral.

Cela tient, comme nous l'avons vu, à ce que la blennorrhagie n'est pas la cause directe de ces accidents, mais seulement une occasion d'hyper-attention uréthro-vésicale.

Après la guérison de sa chaudepisse, le malade porte plus que jamais son attention sur ses organes urinaires : il craint le rétrécissement, la goutte militaire, la spermatorrhée, l'impuissance; il s'observe avec un soin plus minutieux que jamais. Les symptômes les plus normaux deviennent pour lui des signes certains de tous ces accidents qu'il redoute. Il constate avec terreur la bifurcation du jet de l'urine au début de la miction, le plus léger accolement des lèvres du méat, la teinte rosée de la muqueuse de cet orifice, les petites caroncules de la marge du gland, la flaccidité des bourses, la fraîcheur du scrotum, les érections matinales et la goutte limpide qui les accompagne.

A chaque miction, il examine son urine, il est terrifié par la précipitation des carbonates et des phosphates (toujours abondants chez ces malades), il voit nager dans l'urine la plus limpide des corps dont son imagination décuple l'importance, ce sont des filaments, des flocons, du sperme, voire même des bêtes. Il s'irrite, si on ne les voit pas comme lui.

S'il se préoccupe tant de symptômes imaginaires, à plus forte raison, s'inquiète-t-il des symptômes réels qu'il présente.

La pollakiurie à laquelle il s'était si bien habitué devient pour lui un symptôme des plus graves, avant-coureur du rétrécissement qu'il redoute par-dessus tout (Guyon) (1).

Le désir qu'il a de vérifier les progrès de ce prétendu rétrécissement fait qu'il urine à tout moment. La finesse de son jet d'urine, la difficulté de plus en plus grande qu'il éprouve à pisser, à mesure qu'il s'observe davantage, entretiennent ses terreurs, et les douleurs névralgiques qu'il ressent ne sont pas faites pour le calmer.

Le malade dont l'observation est rapportée ci-après (obs. XXXII), est remarquable à ce point de vue, il avait tellement peur du rétrécissement uréthral (maladie dont son père était mort) qu'il considérait comme un signe certain de cette affection les éclaboussures que son urine envoyait sur son pantalon en tombant à terre.

1. Guyon, *Clin. 1885*, p. 21.

OBSERVATION XXXII (Personnelle).

Hypochondrie urinaire chez un homme de 57 ans qui a vu son père mourir des suites d'un rétrécissement blennorrhagique.

Père	Mère
+ des suites d'un rétrécissement	+ à 52 ans, tumeur blanche du genou
G..., psychopathe hypochondriaque.	Frère et sœur, normaux.
4 enfants nerveux.	

G..., 57 ans, est un rhumatisant psychopathe et hypochondriaque. Il a toujours eu une tendance a rechercher sur lui les maladies des autres.

Au cours d'une de ses attaques de rhumatisme, il a eu une poussée au genou. Comme sa mère est morte à la suite d'une tumeur blanche de cette articulation, il a craint de subir le même sort.

Il est triste, préoccupé. Il a eu des peines de famille, des soucis d'affaires.

A ses débuts dans la carrière génitale, il a contracté successivement trois chaudepisses sans conséquences. Depuis, il a conservé pour cette maladie une profonde terreur. Plutôt que de s'y exposer de nouveau, il a préféré se masturber trois fois par semaine jusqu'à l'âge de 50 ans.

Il a toujours bien pissé, et depuis longtemps il ne se préoccupait plus de son canal, quand, il y a quatre ans, son père mourut des suites d'un rétrécissement blennorrhagique. Depuis cette époque, il s'examina avec soin et découvrit que sa verge était le siège d'un picotement désagréable. Cette constatation le plongea dans une grande anxiété.

Il y a deux mois, on lui mit un vésicatoire sur le genou. Ses parents lui dévoilèrent que le vésicatoire amène la rareté des urines et produit des rétrécissements. Cette révélation ne fit qu'augmenter ses craintes. Il s'observa mieux encore et remarqua que son jet à la sortie du canal était bifurqué, que l'urine en tombant à terre s'éparpillait dans tous les sens. Il ne lui en fallut pas plus pour être persuadé qu'il était porteur de la terrible maladie qui avait emporté son père. Ce fait était pour lui d'autant plus évident qu'il souffrait de douleurs de reins et qu'on lui avait dit que les reins communiquent avec la vessie.

L'examen direct nous montre que le malade pisse d'une façon absolument normale. L'urèthre, la prostate, la vessie, les reins ne présentent aucune lésion. Les urines sont claires.

Le malade suivant, que nous avons étudié avec notre excellent ami Albarran, est également un bel exemple de l'influence que peut avoir la blennorrhagie sur le début des accidents psychopathiques :

OBSERVATION XXXIII

(Recueillie par notre excellent collègue Albarran et nous).

Hypochondrie urinaire et pollakiurie débutant chez un psychopathe de 25 ans à l'occasion de sa première blennorrhagie et persistant après la guérison de celle-ci.

Père + à 54 ans?	Mère... 50 ans Très nerveuse, très impressionnable.

P..., **psychopathe hypochondriaque**. Sœur, hystérique. Frère, bien portant.

P..., employé, âgé de 25 ans, présente une ancienne hémiplégie infantile gauche avec rétractions musculaires et atrophie de la moitié gauche du tronc et de la face.

Il n'a pas eu de convulsions, étant jeune. Il n'a pas pissé au lit.

Jusqu'à 7 à 8 ans, il a présenté un prolapsus rectal assez important, qui a nécessité l'emploi d'un bandage spécial.

La sensibilité est égale des deux côtés. Les sens sont normaux.

Il ne présente pas de signes nets de neurasthénie. Avant de contracter la blennorrhagie, il se portait très bien. Il ne se levait jamais la nuit pour pisser, et il n'urinait que trois fois par jour. Jamais il ne se masturbait.

Il ne commença à voir des femmes qu'à 23 ans. Il a toujours été très craintif à leur égard. Il n'a jusqu'à présent coïté que vingt-cinq fois. Il redoute énormément les maladies vénériennes. Cette crainte qui le poursuit lui enlève souvent tous ses moyens au moment de pratiquer le coït : c'est un rateur.

A la troisième rencontre, il contracta la blennorrhagie. Cette affection lui produisit un effet moral considérable « qui lui gâta le sang ». En effet, depuis ce moment, il n'a pas cessé de souffrir et de déplorer son mal.

Cette chaudepisse ne fut pas grave et ne laissa même pas de goutte matinale à sa suite; malgré cela, elle fut pour lui, dès son début, l'occasion de douleurs variées et surtout de fréquence des mictions. Elle dura un an. Quand elle fut terminée, tout le cortège d'accidents psychopathiques qu'elle avait amené n'en persista pas moins, sans même diminuer d'intensité.

Depuis cette époque, il pisse toutes les dix minutes quand il marche, toutes les heures quand il reste assis. La nuit, il est forcé de se lever quatre à cinq fois.

La miction est difficile à entamer. « L'urine, dit-il, s'arrête au col », le malade est obligé de faire des efforts pendant quelques secondes pour vaincre cette résistance, qu'il attribue à l'existence d'une « peau au col ». La fin de la miction n'est pas plus normale que son début, elle est constituée par l'issue de gouttes d'urine nombreuses. Le malade a beau secouer sa verge, la presser, il en sort toujours de nouvelles. Quand il la rentre dans son pantalon, les dernières gouttes mouillent encore sa chemise. Quand, immédiatement après avoir pissé, il se rassoit, de nouvelles gouttes sortent encore de son méat et le mouillent, après lui avoir procuré une légère cuisson uréthrale. Ces dernières gouttes sortent souvent sous forme d'un petit jet, d'une véritable éjaculation. C'est un coup de piston retardé (1).

Quand il va à la selle, il ne peut vider sa vessie en même temps que son rectum. A peine levé, il est obligé de vider l'urine que sa vessie contient encore.

Les envies d'uriner sont toujours très impérieuses. Il n'a jamais eu de timidité vésicale.

Pour ce qui est des douleurs, nous laissons la parole au malade qui nous a apporté un résumé de ce qu'il éprouve, tiré à deux exemplaires, de peur de l'égarer.

« J'éprouve sur les genoux et les cuisses, surtout aux endroits où porte mon pantalon, tantôt des douleurs lancinantes, tantôt un sentiment de fraîcheur ou de chaleur intense ; quelquefois, cela se propage sur les bras.

« Dans quelque position que je sois, j'éprouve aux bourses et dans tout l'organe urinaire, une sensation douloureuse que je ne saurais définir : espèce de courant frais qui part du haut du canal pour tomber dans le derrière des bourses, vers l'anus, et se propager dans tout l'appareil. J'y éprouve également de petits picotements presque continuels.

« Il me semble fréquemment qu'il me tombe des gouttes d'eau sur les yeux, les joues et principalement les jambes. Quand je marche, l'on dirait qu'il pleut — si je puis m'exprimer ainsi — sur mes cuisses et jusque dans mes bas, une multitude de gouttelettes tantôt froides, tantôt

1. Voir p. 31 pour l'explication physiologique de ce phénomène.

tièdes, tantôt brûlantes, et j'urine quatre ou cinq fois par heure au moins.

« J'ai continuellement les cuisses mouillées, ainsi que les parties qui sont continuellement glacées.

« J'ai fréquemment mal au bout de la verge et dans le canal, par lequel j'éprouve une sensation fréquente d'écoulement, surtout lorsque je m'assieds ou que je me remue sur ma chaise.

« J'ai toujours envie d'uriner; la miction ne s'effectue pas facilement; l'urine s'arrête dans le canal, surtout au haut.

« Je souffre toujours des parties, particulièrement pendant l'hiver et pendant les temps humides. »

L'examen direct nous montre que la vessie tient facilement 300 grammes de liquide, tandis que les mictions ordinaires du malade sont de 50 à 70 grammes.

L'urèthre est libre. La portion membraneuse n'est pas très serrée, sa sensibilité est légèrement exagérée. Rien à la prostate.

Les réflexes sont normaux. La pupille droite est un peu affolée devant la lumière, elle se contracte d'abord, puis se dilate et se contracte alternativement, et finalement reste contractée. Il existe certainement là une incertitude de l'accommodation importante à noter.

Pas de signe de Romberg.

Ce malade est évidemment un psychopathe urinaire; les troubles nerveux de son enfance n'ont servi que de cause prédisposante au développement de sa psychose qui a eu pour cause occasionnelle sa première blennorrhagie.

Ce malade a été examiné au point de vue nerveux par M. Déjerine qui est arrivé à la conclusion que nous venons d'énoncer.

L'observation suivante, que nous devons à l'obligeance de notre cher maître, M. le Dr Tuffier, est également démonstrative au point de vue de l'influence de la blennorrhagie sur le début des troubles psychopathiques, qui sont ici représentés par les névralgies vésicales et la crainte de la spermatorrhée.

OBSERVATION XXXIV

(Communiquée par M. le Dr Tuffier).

Névralgies vésicales et hypochondrie chez un ancien blennorrhagique.

L..., 35 ans, n'a jamais présenté ni incontinence nocturne, ni timidité urinaire.

Il y a dix ans, il contracta la chaudepisse. Pendant plusieurs années, il conserva la goutte militaire, mais aujourd'hui il n'a plus aucune trace d'uréthrite.

Depuis le début de sa blennorrhagie, il est en proie à une profonde hypochondrie. Il a découvert qu'il avait des pertes séminales diurnes et nocturnes. Par les temps humides, il est pris souvent de violentes crises douloureuses. Les douleurs s'étendent de l'anus au nombril. En même temps, les envies d'uriner deviennent très fréquentes et se reproduisent toutes les quatre minutes.

Dans l'intervalle de ses crises, le nombre des mictions est normal. Mais le malade se plaint d'un sentiment pénible de plénitude de la vessie et de douleurs sourdes à la fin de la miction.

L'urine est claire. Rien au canal ni à la vessie. Le malade est d'une sensibilité excessive et pousse des cris à l'entrée de la sonde. La portion membraneuse est serrée.

Il a été consulter un grand nombre de médecins. Un d'eux, croyant qu'il avait un rétrécissement, lui a proposé l'uréthrotomie.

§ 3. — Hypochondrie urinaire et hypertrophie prostatique.

L'hypertrophie de la prostate peut, comme la blennorrhagie, déterminer une exagération des symptômes psychopathiques préexistants, en apportant une certaine gêne à la miction et en inquiétant le malade.

L'observation suivante est un exemple de ce phénomène :

OBSERVATION XXXV (Personnelle).

Psychopathie urinaire et génitale ancienne aggravée par le début de l'hypertrophie de la prostate chez un homme de 49 ans.

Père	Mère	Oncle maternel
Coléreux.	+ à 91 ans	Bègue, alcoolique.

M..., psychopathe urinaire et génital.	**8 frères et sœurs : une sœur suicidée.**

M..., 49 ans, négociant, présente un habitus extérieur psychopathique des plus caractérisés. Il est bègue. Il ferme avec soin la porte du cabinet où je l'amène pour l'examiner. Il me parle tout bas et de très près, comme à un confesseur. Avant de répondre à aucune de mes questions, il sort de sa poche une liasse volumineuse de vieilles ordonnances, d'articles coupés dans des journaux, d'étiquettes de fioles de pharmacie. A plusieurs reprises, pendant mon interrogatoire, il éclate en sanglots.

Je résume avec peine les renseignements qu'il me donne sans aucun ordre au milieu d'un verbiage insignifiant.

Il a toujours été bègue. De tout temps, il s'est connu très nerveux, très impressionnable, timide, sans énergie, sans caractère.

Il n'a jamais été malade. Néanmoins, on l'a opéré à Dubois pour une « grosseur au bras ». — « Le médecin en a tiré une espèce de bête qu'il a écrasée par terre avec son pied. »

Au point de vue génital, il n'a jamais été très correct. Il a commencé à voir des femmes à 18 ans. Mais il a toujours été un « rateur ». Quand le coït lui était permis, il éjaculait très vite, quelquefois prématurément.

A ce propos, il me confie à voix très basse un fait qu'il n'a jamais révélé à aucun médecin.

Depuis l'âge de 18 ans jusqu'à l'époque actuelle, quand il rencontrait dans la rue une femme qui lui plaisait, il entrait rapidement dans un urinoir, sortait sa verge de sa braguette, et là, sans se masturber, sans même se toucher, il entrait en érection et éjaculait en regardant passer devant l'urinoir la femme, objet de ses désirs. Il a répété ce manège depuis l'âge de 18 ans jusqu'à l'âge de 49 ans, tous les trois à quatre jours, tous les dix jours, au plus.

Il éprouvait à la suite de ces séances une vive douleur de reins.

Au point de vue urinaire, il n'est pas plus brillant. Il n'a jamais eu d'incontinence nocturne, mais il s'est toujours connu pollakiurique. Il a toujours pissé au moins toutes les deux heures dans la journée et deux à trois fois par nuit.

Quand il est seul, il urine assez facilement après une bonne minute de retard. Mais en public, il n'en est plus de même. Il a toujours été très influencé par la présence des compétiteurs à la place qu'il occupait dans un urinoir. Dans ces conditions, la miction était très lente à se produire et restait incomplète. En voyage, il était bien autrement géné. Les quelques minutes de répit que lui laissaient les courts arrêts des trains ne lui suffisaient pas, le plus souvent, pour pouvoir accomplir la miction.

Il s'était habitué à tous ces accidents et ne s'en plaignait pas, car son état général restait satisfaisant. Mais, depuis trois ans, il a de la gastralgie, « ses nerfs le gênent, son manger ne lui profite pas, il a le sang à la tête, l'eau à la bouche. » Ces troubles divers le plongent dans la plus profonde tristesse. Ses nombreux médecins n'ont pas pu le guérir, il est absolument découragé.

Pour comble de malheur, depuis dix mois ses troubles urinaires se sont considérablement aggravés.

Les envies d'uriner deviennent de plus en plus fréquentes. Il arrive à pisser tous les trois quarts d'heure. La nuit, il se lève dix à quatorze fois. La miction est très pénible, très lente à se produire. Il est obligé de faire des efforts considérables pour l'entamer. Sa verge grossit et devient douloureuse. Il éprouve de vives brûlures dans le bas-ventre.

Sa timidité vésicale a augmenté dans les mêmes proportions. Il lui est devenu absolument impossible de pisser dans un urinoir.

L'examen direct nous montre que, sauf un léger degré d'hypertrophie prostatique, les organes sont sains. Le canal est libre, la vessie n'est pas douloureuse à la distension, mais elle est faiblement contractile. Les urines sont normales.

§ 4. — Caractères moraux de l'hypochondriaque urinaire.

Le fond du caractère de l'hypochondriaque urinaire est une tristesse profonde, « un ennui ancré », comme disait le malade de Geffrier, observation XXXVI (page 116). La description que Bourguignon (1) donne de cet état est très

1. Bourguignon, *Névralgie de la vessie. Union méd.*, 1860, p. 517.

exacte : « Ces malades sont en proie aux plus violentes inquiétudes, ils perdent le sommeil, l'entrain, la gaieté dans leurs rapports sociaux. Ils deviennent tristes, mysanthropes, lypémaniaques et quelques-uns même vont jusqu'au suicide. Cet état moral rend leur traitement très difficile. Tel fut l'état de Jean-Jacques Rousseau pendant la plus grande partie de sa vie. »

Comme le remarquait Fabre(1), cet état est exagéré « par le défaut d'occupation et par tout ce qui permet au malade de se replier sur lui-même ».

Le tableau magistral que Legrand du Saulle(2) a tracé de l'hypochondrie spermatorrhéique se rapporte par bien des points à nos malades.

La description que notre ancien collègue Malécot(3) donne de ces mêmes malades rappelle plusieurs de leurs principaux caractères :

« Ils s'expriment avec vivacité et exagération, s'attardent dans des descriptions futiles, comme s'ils éprouvaient un véritable plaisir à s'entretenir de leur état, sont fatigants par leurs exigences, pleurent, se désespèrent, déclarent qu'ils ne guériront jamais. Si on essaye de calmer leurs craintes et de détourner leur attention, ils reviennent aussitôt à leur idée fixe. Ils n'ont aucune énergie, refusent de travailler, déclarent qu'ils sont à bout de forces, affirmation qui, le plus souvent, contraste étrangement avec leur état de bonne santé apparente. »

Je ne puis mieux, faire après avoir rappelé ces différentes descriptions, que de reproduire ici l'observation suivante qui termine le travail de notre ancien collègue Geffrier. C'est une observation d'hypochondriaque urinaire racontée par le malade lui-même.

1. Fabre, *Névralgie de l'urèthre. Bibl. du méd. prat.*, 1845, p. 203
2. Legrand du Saulle, *État mental des spermatorrhéiques. Gaz. des hôp.*, 1865.
3. Malécot, *De la spermatorrhée*, th., Paris, 1884.

OBSERVATION XXXVI

(XCV de la thèse de Geffrier. Paris, 1884).

Observation d'un malade hypochondriaque spermatorrhéique avec troubles de la miction écrite par lui-même dans tous ses détails.

Ma mère est très nerveuse.

Tout enfant, en nourrice, maux de tête plusieurs fois.

De 4 à 6 ans, apparence de la force et de la santé.

De 7 à 15 ans, diarrhées fréquentes (les vers, disait-on, j'en rendais beaucoup par le bas, quelquefois par le haut).

De 15 à 18 ans, mélancolie douce, amour exclusif de l'étude. Longues veilles en plus du travail quotidien. Cet amour de l'étude a toujours persisté et m'absorbe encore.

19 ans, mélancolie triste; bizarreries d'esprit, mal moral, masturbation quatre ou cinq fois au plus dans l'espace de trois ans et demi. Constipation.

20 à 21 ans, vie difficile, mauvais régime, constipation opiniâtre, maux de tête, malaise général, ennui, commencement d'un relâchement d'urine (cependant, cette faiblesse de la vessie s'était déjà fait sentir un peu antérieurement); elle passe et revient, et vice versa. Maux de tête, perte de mémoire, hébétude, idée de suicide, conservation de l'appétit.

Ici, un incident, s. v. p. Une nuit, au lit avec une femme, sympathie sentimentale mutuelle, mais, chez moi, virginité, méfiance, orgueil (singulier), lutte de l'esprit contre la chair. Je ne veux rien faire, je ne fais rien. Une autre fois, même répétition. La chair parle, l'esprit refuse et l'emporte. En rentrant chez moi, je perds connaissance. Mon malaise gagne, mon relâchement de vessie reprend de plus belle. J'attribue cette rechute à cet incident ou aux efforts nécessités par la constipation. L'envie d'uriner me prend toutes les dix ou quinze minutes, suivie de douleurs vagues (irritation produite par la fréquence, sans doute).

Pas de pertes encore, symptômes (au moins moraux) selon moi de l'hypochondrie.

De 22 à 24 ans et demi je combats la constipation. Rien ne fait, je n'obtiens résultat relatif qu'au bout d'un an et plus.

Pendant cet intervalle, la fréquence d'uriner a quelquefois cessé tout à fait, mais pour peu de temps.

Longtemps des maux d'estomac intolérables, disparaissant peu à peu.

Abdomen toujours très douloureux (mon plus grand mal). Digestion très pénible, grande faiblesse, pertes naturelles assez fréquentes suivies toujours de pertes inconscientes. Masturbation (23 ans et demi), le plus souvent à intervalles éloignés, suivie toujours de dégoût (vingt à trente fois au plus en près de deux ans). Selle quotidienne, mais chaque fois incomplète et fiévreuse, donne peu de soulagement, névralgies violentes et répétées (températures froides, je crois), malaise général, idées de suicide; vois le médecin, met tout sur le compte des nerfs, ordonne bromure. Abdomen soulagé un moment, puis retour du mal; je continue, l'effet en mieux se maintient, mais trop faiblement (grands maux de tête). Vois un autre médecin : Névrose, dit-il, des douches, certaines pilules, de l'eau de Janos comme laxatif. Un peu de mieux encore, il me semble, mais continue d'uriner fréquemment; je le revois spécialement pour ça, a l'air de n'y rien comprendre, m'approuve de voir un spécialiste. Viens à Necker, connaissant de réputation M. Guyon.

Tenir compte, je vous prie, de l' « allure d'esprit » du sujet. Beaucoup du bizarre Jean-Jacques des *Confessions* dans ce sujet-là.

Ai eu des rhumes (deux ou trois) un peu d'irritation de poitrine. Désirerais être ausculté, si vous le trouvez bon.

État actuel, Necker, 1881.

Tête : lourdeur, douleurs vagues, étourdissements, éblouissements, bruissements dans les oreilles, perte de mémoire, esprit fatigué, surtout la nuit.

Douleur dans le dos, courbature générale, chaleur brûlante dans les mains, engourdissements, douleurs aux articulations, abdomen douloureux, empâtement, constipation, mauvaise bouche, digestion pénible, sommeil lourd et agité, envies fréquentes d'uriner : la nuit, cinq, six, sept fois sans douleur, si je ne me retiens pas; douleurs vagues après, si je me retiens, faiblesse générale (ennui ancré).

Cette narration est absolument remarquable et elle vaut mieux à elle seule que toutes les descriptions que l'on peut donner de l'hypochondriaque urinaire.

On y voit avec quelle patience, avec quelle minutie, ces malheureux malades collectionnent leurs symptômes, ils en prennent note sur de petits carnets, puis au moment d'aller consulter un nouveau médecin, ce qui leur arrive fréquemment, ils rassemblent leur notes, les rédigent avec une belle écriture penchée; un de nos malades (obs. XXXIII, page 109) poussait la prudence jusqu'à porter en double, sur lui, le récit de ses souffrances.

Ils découpent dans les journaux les annonces qui se rapportent à leur maladie, et ils se présentent ainsi à la consultation avec un volumineux dossier de vieilles ordonnances, d'étiquettes de fioles de pharmacie, de réclames de journaux et de documents personnels.

Quelquefois même, leur petit musée portatif est complété par une collection des monstruosités qu'ils ont trouvé dans leur urine : filaments, graviers, pertes spermatiques ou autres séchées sur un morceau de papier. Un de nos malades, atteint du reste de la pierre, et dont les urines étaient très sales, nous apporte ainsi une bordure de mouchoir qu'il avait trouvée dans son pot de chambre et qu'il considérait comme une membrane formée par le dépôt des substances nuisibles contenues dans son urine.

Après avoir exhibé leur collection et leurs documents, ils racontent leur triste existence qui se résume dans ces mots que nous disait un jeune hypochondriaque (obs. XXXI, page 103). « Je me couche pour souffrir, je me lève pour souffrir. » Ils parlent bas comme dans un confessionnal, ils pleurent souvent à chaudes larmes, en développant leurs confidences ; se considèrent comme les derniers des malheureux et avouent que la vie leur est à charge.

Ils débitent sans aucun ordre, sans mettre en évidence aucun symptôme principal, une série d'accidents qui portent sur tous leurs organes sans en excepter aucun. « Tout en moi est malade », disent-ils souvent.

A les entendre, on pourrait croire qu'ils se plaignent de tous leurs viscères indistinctement, mais, avec un peu d'attention, on voit que, somme toute, ces accidents si variés se rattachent dans leur esprit à une seule et unique cause dont ils sont la conséquence directe. Cette cause réside naturellement dans un prétendu vice de fonctionnement de l'appareil génito-urinaire.

Un de nos malades, S... (obs. XIII, page 51) a mal aux yeux et à la gorge, pour lui ces affections proviennent de ses anciennes habitudes de masturbation.

Un autre, M... (obs. XXX, page 102) est devenu très myope à l'âge de 25 ans : « Tout cela s'enchaîne, me dit-il, les érections ont causé la faiblesse de la vue. »

Ces actions à distance leur semblent très naturelles, on ne gagnerait rien à chercher à les détromper.

Au milieu de tout ce verbiage, on se trouve bien vite débordé; on ne peut donner aucun ordre à l'interrogatoire de ces malades, il est préférable de les laisser parler librement. On a ainsi des chances de gagner leur confiance; mais pour la mériter complètement, il faut découvrir un remède, ou un moyen de traitement dont ils n'aient pas encore usé, s'occuper d'eux avec patience et écouter jusqu'au bout leurs lamentations.

On peut ainsi les étudier plus à fond, ils vous font des confidences sur leur vie intime, et leur véritable caractère vous apparaît alors très clairement.

Ce sont, comme l'a très bien dit M. Guyon (1), « des timides, des scrupuleux, des préoccupés, des continents, des impressionnables. » Beaucoup d'entre eux conservent une pudeur toute féminine : un des malades de M. Guyon employait pour désigner sa verge la circonlocution suivante : « Je souffre au-dessus et au-dessous de l'interprète de l'amour. »

Ils apportent dans toutes les circonstances de la vie ce même esprit étroit et ombrageux.

Ce sont des malades extrêmement difficiles à soigner, bien qu'ils suivent à la lettre leurs nombreuses ordonnances. Ils attribuent à leur traitement toutes les complications qui surviennent dans leurs maladies. Aussi, changent-ils très fréquemment de médecins.

Tels sont, en quelques mots, les caractères les plus impor-

1. Guyon, *Clin. 1885*, p. 21.

tants de ces malades dont M. le professeur Guyon (1) a donné la définition suivante : « Nous venons de signaler à votre attention toute cette classe si nombreuse qu'on ne saurait ranger parmi les bien portants, qu'il convient moins encore de compter parmi les malades, qui se plaignent toujours et souffrent quelquefois, que vous ne pourrez que difficilement améliorer, que vous ne guérirez pas et que vous ne verrez, du reste, pas succomber, car ils sont atteints de cette maladie dont on ne guérit pas plus qu'on n'en meurt : de l'hypochondrie. »

1. Guyon, *Clin. 1883*, p. 21.

DIAGNOSTIC

Il résulte de l'étude que nous venons de faire, qu'il existe une psychose nettement limitée aux phénomènes de la miction et produite par la concentration exagérée de l'attention sur ces phénomènes. Cette psychose est caractérisée par les trois grands signes sur lequels nous avons surtout insisté : 1° l'incontinence d'urine dans le jeune âge ; 2° la pollakiurie avec ou sans spasme, avec ou sans névralgies et 3° l'hypochondrie urinaire avec ou sans troubles génitaux.

Elle forme une espèce spéciale parmi les psychoses, d'une part, et parmi les affections névropathiques de la vessie, d'autre part.

Il nous reste à établir le diagnostic de cette affection dont la durée est si longue et les symptômes si variables. Ce diagnostic a une grande importance, car il élimine toute idée de lésion grave.

Bien souvent, nous avons vu les accidents psychopathiques aggravés ou même provoqués par une lésion uréthrale, la blennorrhagie, par exemple ; mais nous avons montré combien peu il y avait de rapports entre la gravité de la lésion locale et l'intensité des troubles qu'elle provoque. Il est donc très important de ne pas confondre la psychopathie urinaire, dans laquelle les symptômes n'ont pas de substratum anatomique, ou n'en ont qu'un insignifiant, avec des affections dont l'allure est parfaitement légitimée par la gravité des désordres vésicaux, médullaires ou cérébraux qui les ont produites.

Deux erreurs sont surtout à éviter en pareil cas :

1° On pourrait confondre la psychopathie urinaire avec les symptômes de la cystite ou de l'uréthrite postérieure ;

2° On pourrait la confondre avec les troubles névropathiques urinaires par lésions nerveuses médullaires ou cérébrales.

Le premier diagnostic est aisé à faire par le simple examen de la vessie.

Il est impossible de confondre un psychopathe urinaire avec un cystique, car sa vessie est parfaitement tolérante à l'exploration (on peut y injecter facilement 300 grammes de iquide), et elle n'est nullement douloureuse à la pression. Son urine est de plus absolument limpide et exempte de pus (Guyon). Enfin la tolérance de sa vessie, en dehors de toute action psychique, devient évidente pendant la nuit, car cette vessie, qu'il était forcé de vider si souvent pendant le jour, le laisse la plupart du temps passer toute une nuit sans se révolter.

Le diagnostic avec l'uréthrite postérieure est plus délicat, d'autant plus que le psychopathe urinaire peut en même temps être affecté de cette maladie. Il est important, quand on est en présence d'un malade atteint de la goutte militaire, de savoir si cet accident n'est pas accompagné chez lui de cet état mental spécial que nous avons décrit. On le reconnaîtra facilement, en se reportant au tableau que nous avons donné de l'hypochondrie urinaire, aux antécédents névropathiques du malade, à ses antécédents personnels d'incontinence d'urine, au peu de rapport qui existe entre ses symptômes et sa lésion uréthrale, et à sa tendance à l'hypochondrie exagérée.

Le diagnostic de la psychopathie urinaire avec la névropathie urinaire à lésions nerveuses est infiniment plus difficile.

Les antécédents de ces malades se ressemblent absolument, puisqu'ils appartiennent, les uns comme les autres, à la même famille pathologique, enfin leurs symptômes mêmes présentent de grandes analogies.

Parmi les névropathes urinaires à lésions nerveuses, ceux qui doivent surtout nous occuper ici, sont les ataxiques, si bien étudiés à ce point de vue spécial depuis Duchenne (1) et Topinard (2), par MM. Fournier (3), Guyon (4), Charcot (5), Geffrier (6) et Féré (7). C'est, en effet, dans l'ataxie, surtout dans la période préataxique du tabès, que l'on peut rencontrer un complexus symptomatique comparable à celui que nous avons décrit chez le psychopathe urinaire.

La confusion est facile, mais il importe de l'éviter, car le pronostic est bien différent dans les deux cas, et il serait bien regrettable de persuader à un malheureux hypochondriaque urinaire qu'il est destiné à devenir ataxique. Ce serait lui porter le coup de grâce.

M. Fournier, dans son ouvrage sur la période préataxique du tabès, a observé 90 fois sur 211 tabétiques des phénomènes vésicaux ; 7 fois ces phénomènes constituèrent le premier symptôme remarqué par le malade et dénoncé au médecin.

Ce sont ces derniers cas seuls qui nous intéressent, car il s'agit de savoir comment, chez ces sujets, on a pu prévoir le tabès et si les signes qu'ils ont présentés sont absolument caractéristiques de cette affection.

Sur ces sept observations, M. Fournier a noté trois cas de rétention plus ou moins complète, deux cas de ténesme vésical et un cas d'incontinence.

Pour le cas d'incontinence, le diagnostic était aisé, car l'incontinence essentielle de l'adulte n'existe pas (Trousseau, Guyon) (8) : l'incontinence de l'adulte, quand on a éliminé, ce

1. Duchenne de Boulogne, *Électrisation localisée*.
2. Topinard, *Ataxie locomotrice*, 1864.
3. Fournier, *Ataxie locomotrice d'orig. syphil.*, 1882, et *Période préataxique du tabès*.
4. Guyon, *Clin. 1885*, p. 47.
5. Charcot, *Leçons sur les maladies du système nerveux*, 1888, p. 65.
6. Geffrier, *Troubles de la miction dans les maladies du système nerveux*, th., Paris, 1884.
7. Féré, *Troubles urinaires dans les maladies du système nerveux. Arch. de neurol.*, 1884, p. 229.
8. Guyon, *Clin. 1885*, p. 213.

qui est facile, l'épilepsie, l'incontinence simulée (1) et la fausse incontinence de la cystite chronique, est un signe indéniable de lésion médullaire.

Il n'en est pas de même du ténesme vésical et de la rétention : ces symptômes ne sont nullement caractéristiques d'une affection de la moelle, et il serait bien imprudent de se fier à ces seuls symptômes pour prédire le tabès.

La rétention d'urine, si commune chez les hystériques, ne les conduit pas à l'ataxie ; or, les hommes hystériques ne manquent pas et même, en dehors de l'hystérie, nous avons souvent noté des rétentions purement psychopathiques ; enfin, nous ne croyons pas que le ténesme vésical que présentent pendant le jour la plupart de nos malades les conduira fatalement au tabès.

Il ne faut donc pas généraliser et prédire, de parti pris, le tabès, quand on se trouve en présence d'un trouble fonctionnel de la vessie sans raison d'être vésicale. Tout ce que l'on peut dire c'est qu'on est en présence d'un faux urinaire, mais il faut ensuite s'assurer si ce faux urinaire porte ou non des lésions nerveuses, si c'est un névropathe à lésions, ou simplement un psychopathe.

Ce diagnostic, difficile puisqu'il ne peut être confirmé qu'au bout de très longtemps, peut néanmoins se faire d'après certains caractères propres à chacune de ces deux affections.

Le grand caractère des troubles vésicaux d'origine tabétique est la douleur : la crise vésicale, douleur vive, aiguë, procédant par accès, souvent à intervalles éloignés, tandis qu'en général la douleur des psychopathes est plutôt sourde et continue.

La rétention d'urine, quand elle se présente chez un futur tabétique, est à longue portée, elle dure longtemps et, si elle disparaît à un moment donné, elle laisse à sa suite de la

1. Poucin, *De la simulation de l'incontinence d'urine dans l'armée*, th., Paris 1876.

parésie vésicale. Au contraire, chez le psychopathe, la vessie est plus capricieuse, puissante un jour, faible le lendemain; si la rétention survient, elle est en général de peu de durée et facilement guérissable.

La pollakiurie des tabétiques est diurne et nocturne; celle des psychopathes est surtout diurne, bien souvent exclusivement diurne.

M. Fournier propose d'autres symptômes qu'il a remarqués chez ses tabétiques et qu'il considère comme tout à fait caractéristiques de la période préataxique. Ces symptômes sont :

Le retard de la miction d'une minute à un quart d'heure, l'expulsion simultanée du feces, la nécessité de prendre une posture bizarre, souvent la position accroupie, pour uriner.

L'incontinence incomplète qui fait perdre au malade un petit filet d'urine au moment de l'envie de pisser, surtout le matin en se levant.

L'anesthésie vésicale et uréthrale qui force le malade à se regarder pisser, pour savoir quand il commence et quand il finit la miction.

Tous ces symptômes peuvent se montrer dans d'autres affections que le tabès et n'ont rien de caractéristique.

L'anesthésie vésico-uréthrale se montre naturellement chez les hystériques, du reste, ce symptôme ne nous intéresse pas actuellement, car il ne se montre guère que dans le tabès confirmé avec l'ataxie vésicale.

Le retard de la miction nécessitant la position accroupie prouve simplement qu'il existe une gêne de la miction; un simple spasme psychopatique peut le produire. Nous avons retrouvé ce fait à chaque pas dans nos observations.

Enfin, l'incontinence incomplète au moment du lever, que M. Fournier considère comme un symptôme tout à fait caractéristique du tabès, ne nous semble pas avoir une aussi grande valeur.

L'observation suivante (obs. XXXVII, page 126) nous montre ce symptôme chez un jeune neurasthénique dont

M. Fournier aurait sûrement fait un futur tabétique, car, outre ce symptôme, ce malade présente des douleurs au bout de la verge, dans les bourses et dans le bas-ventre.

Il réunit certainement tous les signes que l'on a donnés des troubles prétabétiques de la miction. Malgré cela nous ne pouvons en faire autre chose qu'un psychopathe urinaire.

Voici cette observation.

OBSERVATION XXXVII (Personnelle).

Troubles psychopathiques urinaires pouvant en imposer pour un début d'ataxie, chez un neurasthénique de 26 ans.

Père	3 Oncles paternels	Mère
Très emporté.	Bizarres, très emportés.	Nerveuse, impressionnable.

H..., neurasthénique, **psychopathe urinaire.**

H..., 26 ans, garçon d'hôtel, a présenté une bonne santé habituelle jusqu'à l'âge de 24 ans. C'est à cette époque qu'ont débuté chez lui les signes de la neurasthénie.

Il éprouve une céphalée frontale et occipitale continuelle. Quand il lit, cette céphalée augmente, ses yeux se brouillent. Il a perdu la mémoire. Il éprouve une lassitude constante. Quand il monte un escalier, il a des vertiges et est forcé de s'asseoir à chaque étage. Il a beaucoup maigri.

Au point de vue urinaire, ses troubles psychopathiques remontent loin. Il a pissé au lit jusqu'à 15 ans. Depuis cette époque, il a toujours eu de la pollakiurie, il pissait cinq à six fois pendant l'heure qui suivait ses repas.

En 1886, il contracta la blennorrhagie. Cette affection fut guérie en quelques mois, mais elle a exagéré beaucoup les troubles urinaires antérieurs. C'est ce qui décide le malade à venir nous consulter. Il se plaint d'uriner très fréquemment pendant le jour, au moins toutes les heures. Après chaque repas, il est forcé d'uriner deux à trois fois dans une demi-heure. Ces envies sont impérieuses; s'il tarde à les satisfaire, il perd quelques gouttes d'urine dans son pantalon. Après la miction, l'urine s'écoule encore pendant longtemps sous forme de gouttes successives. Il ne se lève jamais la nuit pour uriner, mais aussitôt qu'il est réveillé, l'urine s'écoule et il n'a que le temps de se précipiter sur son vase pour ne pas mouiller ses draps. Il éprouve fréquemment des douleurs très vives au bout de la verge, surtout quand il tousse. Il en ressent également dans les bourses et dans le bas-ventre. Ces douleurs s'exagèrent après la miction.

Ce malade, neurasthénique au dernier degré, présente de nombreux signes de dégénérescence :

La face est anguleuse, considérable par rapport à son crâne. Ses cheveux sont mal implantés. La voûte palatine forme une carène profonde. Les oreilles sont peu ourlées et écartées de la tête. Les réflexes rotuliens sont un peu exagérés. Les réflexes buccaux sont normaux. On n'observe sur lui ni le signe de Romberg, ni le signe d'A. Robertson.

L'exploration directe nous montre que le canal et la vessie sont dans un état normal. La région pénienne présente une sensibilité un peu exagérée. La vessie tolère facilement 300 grammes de liquide. Rien à la prostate.

Pas de troubles génitaux.

Nous soumettons ce malade à des instillations de cocaïne. Au bout d'un mois, il nous annonce qu'il va beaucoup mieux. Il urine moins souvent. Il ne perd plus de gouttes d'urine.

Si ce malade présente les signes de l'ataxie future, il présente aussi tous les signes de la psychopathie urinaire actuelle. C'est un ancien incontinent nocturne qui a passé à la pollakiurie, pour tourner à l'hypochondrie urinaire, à la suite de sa première chaudepisse. Il rentre donc absolument dans le cadre que nous nous sommes efforcé de retracer ici.

Quand à sa légère incontinence, nous n'y voyons qu'une exagération anormale de l'envie impérieuse de tous les malades que nous avons cités et rien de plus.

C'est donc pour nous un simple psychopathe urinaire et nous espérons, pour lui, que notre pronostic se vérifiera dans l'avenir.

Il faut donc être très réservé dans le diagnostic des troubles préataxiques de la miction.

Il faut attendre pour porter ce diagnostic, qu'on soit en présence d'un cas bien net, comme ceux qu'a cités M. Fournier, qu'on ait affaire à un malade souffrant de véritables coliques vésicales, avec irradiations douloureuses dans les jambes, avec parésie vésicale et tendance aux rétentions prolongées, et enfin ne présentant pas les antécédents d'incontinence nocturne et de pollakiurie précoce qui sont si caractéristiques du psychopathe urinaire.

On ferait peut-être encore mieux d'attendre qu'un signe, absolument net, comme la perte des réflexes patellaires, ou mieux encore le signe d'A. Robertson, vient confirmer pleinement le diagnostic du tabès.

Faute d'avoir cette prudence, on s'exposerait à méconnaître un simple psychopathe urinaire dont l'avenir, pour n'être pas très riant, est néanmoins plus consolant que celui du tabétique.

TRAITEMENT

La pierre d'achoppement de la thérapeutique est certainement l'hypochondrie. Ceux qui en sont atteints essayent de tout, mais ne sont contents de rien; bien plus, ils attribuent toujours au traitement qu'ils ont suivi quelque nouvelle aggravation de leur mal.

Il ne faut donc pas s'attendre à trouver dans ce chapitre des données bien précieuses sur le traitement de nos psychopathes.

A part l'incontinence d'urine dont nous avons déjà esquissé le traitement et dont nous avons observé la curabilité, les accidents ultérieurs de cette évolution pathologique deviennent de plus en plus rebelles à toute action thérapeutique, à mesure qu'ils se compliquent de troubles hypochondriaques.

Le mal étant purement psychique, c'est sur l'imagination seule qu'il faudrait agir; or, le malade ne veut entendre parler que de traitement local.

Il suffirait de lui dire la vérité sur son affection et de lui affirmer que ses accidents n'ont d'autres causes que le mauvais usage qu'il fait de son attention, pour le voir aussitôt s'enfuir pour toujours, furieux contre vous et très peu édifié sur la profondeur de votre savoir.

Il faut donc se laisser un peu conduire par ces malades, ne pas les brusquer, faire semblant d'accepter leurs hypothèses, on ne gagnerait rien à lutter contre elles, et même se résigner à faire un traitement local, pour gagner leur confiance, et essayer à la longue d'améliorer leur état.

Les médicaments internes, quels qu'ils soient, ne remplissent pas le but, car ils n'ont pas une action curative assez évidente. Le malade après avoir absorbé sa potion ou sa pilule, épie avec une attention soutenue l'arrivée du bien-être qu'elles doivent lui procurer. Le plus souvent, son attente est vaine, et même la concentration de sa pensée sur sa vessie pendant ce laps de temps ne fait qu'aggraver les symptômes préexistants.

Il nous a donc semblé que le meilleur procédé de soigner ces malades était de leur *cocaïner* l'urèthre, et en particulier, le point le plus sensible de ce canal : la portion membraneuse. Par ce procédé, on est absolument sûr d'obtenir un soulagement momentané, facilement perceptible pour le malade.

Celui-ci s'aperçoit immédiatement après l'instillation de cocaïne qu'il souffre moins ; si peu de temps que dure cette amélioration, il vous en est reconnaissant, d'autant plus qu'elle est obtenue par un moyen qui agit directement sur le mal, sur la fameuse plaie, sur les boutons qu'il croit avoir dans le canal et qu'il s'agit de « cicatriser », comme il dit.

Par ce petit procédé, bien anodin, on gagne ainsi la confiance de l'hypochondriaque et ce n'est pas un faible titre de gloire, car il n'en est pas prodigue.

En le soumettant ainsi régulièrement aux instillations de cocaïne, on le persuade qu'il suit un régime qui le conduira peu à peu à la guérison. Il sort de chez vous soulagé, tranquillisé, et confiant dans l'avenir : il a enfin trouvé un médecin qui connaît son mal. Il oublie un instant sa vessie et aussitôt, comme pendant le repos nocturne, la pollakiurie disparaît. On agit donc indirectement, par ce procédé, sur le moral du sujet et par suite sur la fréquence des mictions. Elle reparaît bien vite, il est vrai, car il est rare de voir cette amélioration persister plus d'un jour après l'instillation, mais le malade revient vous trouver, il ne désespère pas, il sait bien qu'une pareille maladie ne peut pas se guérir en un jour. Une nouvelle instillation lui rend un peu de calme, on peut ainsi arriver à le tranquilliser suffisamment pour lui faire croire à la guérison et lui faire oublier ses préoccupations vésicales, ce qui, du même coup, fait disparaître la pollakiurie et le spasme.

Quelques-uns de nos malades se sont très bien trouvés de ce traitement, surtout les spasmophiles qui voyaient avec une grande joie leur spasme disparaître entièrement après une instillation de cocaïne.

La cocaïne agit dans ce cas comme elle agit chez les femmes atteintes de vaginisme (1), en supprimant l'hyperesthésie uréthrale, point de départ du réflexe qui amène la contracture du col.

Grynfeldt, de Montpellier (2), s'était déjà rendu compte de cette action, quand il proposait, en 1885, des injections uréthrales de cocaïne pour faciliter le cathétérisme. Il injectait dans l'urèthre 5 à 6 grammes d'une solution sans alcool à 1/50. Il la maintenait dans le canal pendant vingt minutes.

Dans le même but, Otis emploie une solution à 4/00 dans l'huile.

Blumenfeld, une solution à 2/00.

Lavaux (3) une solution à 4/00.

Une solution très pratique est celle de Schnitzlex de Vienne.

Chlor. de cocaïne.	2 à 5 gr.
Glycérine.	20 gr.
Eau distillée.	30 gr.

Nous nous sommes servis de solutions de 5 à 10 0/0 que nous introduisions dans l'urèthre à l'aide de l'instillateur de M. Guyon, à raison d'une vingtaine de gouttes dans l'urèthre postérieur, de quelques gouttes au passage même de la portion membraneuse, et, selon les cas, d'une quantité plus ou moins grande de gouttes dans l'urèthre antérieur. Nous

1. Cazin, *Vaginisme traité par la cocaïne. Ann. génito-urin.*, 1885, p. 132.
2. Grynfeldt, *Injection uréthr. de cocaïne pour faciliter le cathétérisme. Ann. génito-urin.*, 1885, p. 511.
3. Lavaux, *Contribut. à l'étude physiol. de la rég. memb. chez l'homme. — Commun. à la Soc. de Méd. prat.*, 1889.

maintenions la solution en contact avec la muqueuse, en serrant légèrement le méat après la sortie de l'instillateur.

A part les instillations de cocaïne, le traitement des psychopathes urinaires ne présente que peu de ressources. Néanmoins, il ne faut pas renoncer chez eux au traitement général de la neurasthénie : douches froides, bains, préparations calmantes.

CONCLUSIONS

Nous espérons avoir prouvé par ce travail qu'il existe une forme spéciale de psychopathie qui a une tendance marquée à se localiser sur les organes d'expulsion de l'urine.

Cette affection est caractérisée par une triade symptomatique à peu près constante :

1° Incontinence d'urine dans l'enfance ;

2° Pollakiurie simple, douloureuse ou spasmodique après la guérison de l'incontinence ;

3° Hypochondrie urinaire généralement combinée à l'hypochondrie génitale que le malade a de la peine à en séparer.

La cause principale de tous ces troubles réside uniquement dans la concentration de l'attention du malade sur ses organes expulseurs de l'urine. Elle est entretenue par toutes les causes qui exagèrent encore cette concentration, la blennorrhagie, par exemple. La démonstration de ces faits a été donnée dans la partie psycho-physiologique de ce travail.

Nous avons volontairement éliminé les troubles de la miction des hystériques et des épileptiques, pour conserver plus d'unité à notre sujet; en effet, l'influence du moral dans la pathogénie des troubles urinaires de ces malades est moins facile à saisir. Ils méritent de former encore un groupe à part parmi les névropathes urinaires. Ce qui les caractérise, c'est l'incontinence pour les épileptiques, la rétention pour les hystériques; mais ces accidents se passent pour ainsi dire en dehors de la conscience du patient. Ce n'est pas le malade qui les crée, il ne fait que les subir.

Nous avons donc tenu, pour ces raisons, à limiter notre sujet à cette classe bien nette de malades qui sont pour ainsi dire les auteurs de leurs symptômes morbides par l'attention excessive qu'ils portent au fonctionnement de leur vessie.

On peut résumer dans les formules suivantes les caractères principaux de ces psychopathes.

1° Il existe une série de malades présentant des troubles variés de la miction par suite de l'excitation anormale que transmet à leur vessie leur esprit inquiet et pusillanime.

2° Ces malades sont des héréditaires, des dégénérés, souvent des neurasthéniques.

3° Au point de vue moral, ce sont des timides, des scrupuleux, des nosophobes.

4° Par esprit de religion, par crainte des maladies vénériennes, ou par crainte d'un échec, ils redoutent le coït. Ils n'entrent que tard dans la vie génitale, beaucoup d'entre eux n'y entrent qu'à l'époque de leur mariage, quelques-uns conservent indéfiniment leur virginité.

5° Cette continence présente de graves inconvénients, par les habitudes de masturbation ou le priapisme qu'elle développe en eux.

6° Les troubles de la miction de ces malades débutent dès l'enfance par une forme d'incontinence nocturne d'urine que nous qualifions de psychopathique. En effet, cette variété d'incontinence nocturne ne doit pas être confondue avec celle des épileptiques, ni avec celle qui résulte de l'atonie du sphincter uréthral. Elle est due à une véritable pollakiurie nocturne entretenue par des rêves de miction et se tranformant en incontinence grâce à la profondeur du sommeil.

7° Quand l'incontinence nocturne n'existe pas, elle est remplacée par la pollakiurie nocturne simple. Ce dernier accident peut lui-même manquer. Les troubles psychopathiques sont alors tardifs, ils ne s'installent qu'après la puberté.

8° Au moment où l'incontinence nocturne guérit, elle est remplacée par la pollakiurie simple, d'abord diurne et nocturne, puis exclusivement diurne.

9° Cette pollakiurie a une cause purement psychique ; elle

est produite par l'excitation continuelle que les préoccupations anxieuses du malade relativement à sa vessie transmettent à cet organe, et entretenue par de mauvaises habitudes.

10° La tolérance de la vessie atteinte de pollakiurie psychopathique reste absolument normale. On peut toujours y injecter facilement 300 grammes de liquide.

On peut dire que la vessie de ces malades n'a qu'une capacité psychologique.

11° Plus tard, soit spontanément, soit à la suite d'excès de masturbation, de continence exagérée, soit enfin, et le plus souvent, à la suite de la première blennorrhagie, les troubles s'aggravent ; la pollakiurie ancienne s'accompagne de douleurs névralgiques et de spasme uréthral.

12° Le spasme uréthral produit une série de troubles très incommodants : bégaiement urinaire, gouttes d'urine après la miction par absence du coup de piston, coup de piston retardé, impossibilité de vider la vessie pendant la défécation, quelquefois, mais rarement, rétention complète.

13° Ces accidents, joints aux troubles génitaux d'origine psychique que ces malades se procurent par les mêmes procédés (impuissance, prétendue spermatorrhée), ne tardent pas à les plonger dans la plus profonde hypochondrie.

14° Il est important de ne pas confondre les psychopathes urinaires avec les malades qui présentent les troubles préataxiques de la miction.

15° Le meilleur moyen d'améliorer les psychopathes urinaires consiste à leur faire oublier leurs maux le plus possible et à détacher leur pensée de leur vessie. La cocaïne, en calmant un instant leurs douleurs, remplit assez bien ce but.

TABLE DES MATIÈRES

ANGERS. IMPRIMERIE A. BURDIN ET Cie, RUE GARNIER, 4.

www.ingramcontent.com/pod-product-compliance
Lightning Source LLC
Chambersburg PA
CBHW071913200326
41519CB00016B/4590